基层药品安全
协管员信息员
—— 学习手册 ——

国家药品监督管理局高级研修学院　组织编写

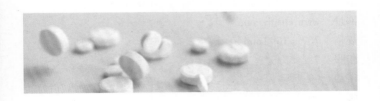

U0232882

图书在版编目（CIP）数据

基层药品安全协管员信息员学习手册 / 国家药品监督管理局高级研修学院组织编写 . — 北京：中国医药科技出版社，2024.7（2024.11 重印）.

— ISBN 978–7–5214–4760–6

Ⅰ . R954–62

中国国家版本馆 CIP 数据核字第 2024SE1975 号

美术编辑　陈君杞
版式设计　也　在

出版	**中国健康传媒集团** | 中国医药科技出版社
地址	北京市海淀区文慧园北路甲 22 号
邮编	100082
电话	发行：010–62227427　邮购：010–62236938
网址	www.cmstp.com
规格	787 × 1092 mm $^1/_{32}$
印张	7 $^1/_8$
字数	99 千字
版次	2024 年 7 月第 1 版
印次	2024 年 11 月第 4 次印刷
印刷	北京盛通印刷股份有限公司
经销	全国各地新华书店
书号	ISBN 978–7–5214–4760–6
定价	**38.00 元**

获取新书信息、投稿、为图书纠错，请扫码联系我们。

前　言

　　药品是救治疾患、守护健康的特殊商品。保障药品安全是提升政府公信力、维护社会稳定的政治基础，是守护公众健康、满足群众用药需求的民生工程，是促进生物医药产业发展、推动经济增长的有力支撑。

　　全国大部分地方都注重加强基层监管网络建设，大力发展药品安全协管员信息员队伍，夯实药品安全治理基层基础。协管员信息员作为参与药品安全治理的重要力量，在协助药品监管行政执法、推进基层治理现代化方面发挥着积极作用。他们来自基层，熟悉当地情况，在消除监管盲区方面具有独特优势，起到了"前沿哨兵"的作用，推进了药品监管网络向乡镇、农村延伸。但我们也应充分认识到药品监管领域对从业人员的专业性要求较高，而协管员信息员大多为兼职人员，缺乏专业背景，需加强专业知识的学习，全面提高履职能力。为适应药品安全监管需要，解决基层药品安全协管员信息员实际工作难点，国家药品监督管理局高级研修学院组织编写了《基层药品安全协管员信息员学习手册》。

本书以协管员信息员知识结构要求和岗位能力需求为重点，涵盖药品、医疗器械、化妆品基础知识与法规体系，药店及药品使用单位管理要求，药品安全突发事件与应急管理，岗位认知与技能实务等，并运用真实图片示例增强可读性。希望对协管员信息员的工作起到较大的帮助和指导作用，成为其重要的辅导资料和工具手册。

编　者
2024 年 6 月

目 录

第一章
认识药品

一、什么是药品？   1

二、什么是处方药和非处方药？   1

三、什么是假药、劣药？   4

四、什么是特殊管理药品？   6

五、如何区分中药材、中药饮片？   7

六、食药物质管理有哪些规定？   10

七、药品通用名、商品名和药品商标
　　如何区分？   13

八、如何利用药品批准文号辨别药品真伪？   16

九、药品标签、说明书应当标注哪些内容？   20

十、如何看懂药品有效期？   23

十一、禁止网络销售的药品有哪些？   25

---第二章---

认识医疗器械

一、什么是医疗器械？ 28

二、什么是体外诊断试剂？ 29

三、医疗器械如何分类？ 31

四、如何利用医疗器械注册证编号或备案
　　编号辨别医疗器械真伪？ 33

五、医疗器械标签和说明书应当标注哪些
　　内容？ 36

六、医疗器械网络销售有何要求？ 43

---第三章---

认识化妆品

一、什么是化妆品？ 46

二、化妆品可以分为哪些类别？管理方式
　　有何不同？ 47

三、如何判断某个产品是否属于化妆品？ 48

四、化妆品标签应当标注哪些内容？ 51

五、儿童化妆品管理有何要求？ 55

六、化妆品网络经营管理有何要求？ 57

七、牙膏如何管理？　　　　　　　　　59

第四章

熟悉药品、医疗器械、化妆品使用安全知识

一、处方药和非处方药购买、使用有何
　　差异？　　　　　　　　　　　61

二、家庭过期药品如何处理？　　　　62

三、家庭用药安全知识有哪些？　　　64

四、医疗器械有哪些常见认识误区？　67

五、选购个人自用医疗器械有何技巧？　69

六、网上购买药品、医疗器械注意事项
　　有哪些？　　　　　　　　　　70

七、如何区分药品与其他产品？　　　73

八、如何区分化妆品与其他产品？　　78

第五章

认识零售药店

一、零售药店的开办条件有哪些？　　83

二、零售药品、医疗器械需要哪些资质？　86

三、零售药店经营范围有什么要求？   94

四、零售药店从业人员有哪些要求？   96

五、零售药店应配备的设施设备及卫生
环境有何要求？   99

六、药品、医疗器械购销管理要注意什么？   101

七、处方药登记、销售的流程是什么？   105

八、药品拆零销售有何要求？   107

九、禁止零售的药品有哪些？   108

十、药品、医疗器械陈列摆放有何要求？   109

第六章

认识药品、医疗器械使用单位

一、药品使用单位对于药品管理有何要求？   114

二、医疗器械使用单位对于医疗器械管理
有何要求？   117

第七章

了解药品安全突发事件与应急管理

一、什么是药品安全突发事件？   122

二、药品安全突发事件的分级标准是什么？   122

三、什么是药品不良反应？ 129

四、什么是药品不良事件和药品群体不良
　　事件？ 131

五、药品不良反应与不良事件、医疗事故
　　有何区别？ 132

六、药物警戒活动与药品不良反应监测
　　有何区别？ 133

七、什么是医疗器械不良事件？ 134

八、什么是化妆品不良反应？ 135

九、药品安全突发事件应急处置流程是
　　什么？ 136

—— 第八章 ——

药品、医疗器械、化妆品监督管理组织与法规介绍

一、什么是药品、医疗器械、化妆品监督
　　管理组织？ 138

二、药品、医疗器械、化妆品法规主要
　　内容有哪些？ 146

第九章
岗位认知与技能实务

一、岗位职责与职业道德素养　　　159

二、药店与药品使用单位风险排查　　　162

三、药品安全信息的收集与上报　　　186

四、常见违法行为查处案例　　　190

后记　　　215

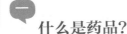

第一章

认识药品

一 什么是药品?

药品是指用于预防、治疗、诊断人的疾病,有目的地调节人的生理机能并规定有适应症或者功能主治、用法和用量的物质,包括中药、化学药和生物制品等(示例见图 1)。

二 什么是处方药和非处方药?

处方药是指凭执业医师或执业助理医师处方方可购买、调配和使用的药品。非处方药是指由国家药品监督管理局(以下简称国家药监局)公布的,不需要凭处方,消费者可以自行判断、购买和使用的药品。非处方药又称为柜台发售药品,简称 OTC。

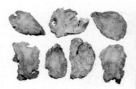
A. 中药饮片示例

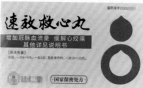
B. 中成药示例

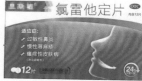
C. 化学药固体制剂示例

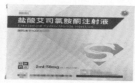
D. 化学药注射剂示例

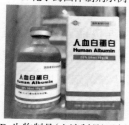
E. 生物制品(血液制品)示例

F. 生物制品(疫苗)示例

图1 各类药品示例

处方药和非处方药的区别，主要体现在包装标识不同（见图2）。非处方药分为甲类与乙类，其包装上必须印有国家指定的非处方药专有标识，甲类非处方药为红底白字OTC标识，乙类非处方药为绿底白字OTC标识。相较而言，乙类非处方药较甲类非处方药安全性更高；除药店外，还可在经过药品监督管理部门批准的超市、宾馆、百货商店等处零售。而处方药包装盒无特别标识要求。处方药与非处方药的说明书内警示语及广告宣传途径也有所不同，比如处方药不能在电视、广播等大众媒体上作广告。

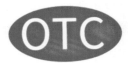

A. 甲类非处方药标识　　　　　B. 乙类非处方药标识

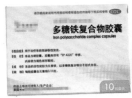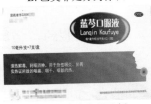

C. 甲类非处方药示例　　　　　D. 乙类非处方药示例

图 2　甲类和乙类非处方药标识及示例

　　此外，销售处方药与非处方药时需要注意：①药品零售企业（含药品网络零售企业）不得以买药品赠药品或者买商品赠药品等方式向公众赠送处方药、甲类非处方药。处方药不得开架销售。②药品网络零售企业在药品网络交易第三方平台（如某团买药等）销售处方药与非处方药，应当将处方药与非处方药区分展示，并在相关网页上显著标示处方药、非处方药。在每个药品展示页面下突出显示"处方药须凭处方在药师指导下购买和使用"等风险警示信息，在处方药销售主页面、首页面不得直接公开展示处方药包装、标签等信息。药品网络零售企业通过处方审核前，不得展示说明书等信息，不得提供处方药购买的相关服务。

什么是假药、劣药？

假药、劣药的定义，如表1所示。

假药、劣药的认定，应结合具体情形，难以认定的，由地市级以上药品监督管理部门认定。对于药品所含成份与国家药品标准规定不符、药品成份的含量不符合国家药品标准、变质的药品、被污染的药品等情形的，作出行政处罚决定时，应依法载明药品检验机构的质量检验结论。

对于药品所标明的适应症或者功能主治超出规定范围、未标明或者更改有效期的药品（中药材以及依法暂不需要标明有效期的中药饮片除外）、未注明或者更改产品批号的药品、超过有效期的药品等情形的，作出行政处罚决定时，能够根据现场查获的原料、包装，结合当事人供述等证据材料作出判断，证明存在违法事实的，无需载明药品检验机构的质量检验结论。

表1　假药、劣药定义

类型	假药	劣药
定义	有下列情形之一的，为假药： （1）药品所含成份与国家药品标准规定的成份不符 （2）以非药品冒充药品或者以他种药品冒充此种药品 （3）变质的药品 （4）药品所标明的适应症或者功能主治超出规定范围	有下列情形之一的，为劣药： （1）药品成份的含量不符合国家药品标准 （2）被污染的药品 （3）未标明或者更改有效期的药品 （4）未注明或者更改产品批号的药品 （5）超过有效期的药品 （6）擅自添加防腐剂、辅料的药品 （7）其他不符合药品标准的药品

四 什么是特殊管理药品？

根据《中华人民共和国药品管理法》（以下简称《药品管理法》）规定，国家对麻醉药品、精神药品、医疗用毒性药品、放射性药品、药品类易制毒化学品等实行特殊管理。这些药品具有一定的依赖性或毒性较大，使用不当会导致严重的个体和社会危害性。

麻醉药品指连续使用后易产生生理依赖性、能成瘾癖的药品。包括天然、半合成、合成的阿片类、可卡因、可待因类、大麻类、药用原植物及其制剂等。

精神药品指直接作用于中枢神经系统，使之兴奋或抑制，连续使用能产生依赖性的药品，包括致幻剂、镇静催眠剂等。精神药品分为第一类精神药品和第二类精神药品。

医疗用毒性药品指毒性剧烈、治疗量与中毒剂量相近，使用不当会致人中毒或死亡的药品，简称"毒性药品"。

放射性药品指用于临床诊断或者治疗的放射性核素或其标记药物。

药品类易制毒化学品指《易制毒化学品管理条例》中所确定的麦角酸、麻黄素等物质，品种目录：（1）麦角酸；（2）麦角胺；（3）麦角新碱；（4）麻黄素、伪麻黄素、消旋麻黄素、去甲麻黄素、甲基麻黄素、麻黄浸膏、麻黄浸膏粉等麻黄素类物质。药品类易制毒化学品单方制剂和小包装麻黄素，纳入麻醉药品销售渠道经营，仅能由麻醉药品全国性批发企业和区域性批发企业经销，不得零售。

麻醉药品和精神药品目录由国家药监局会同公安部、国家卫生健康委员会（以下简称国家卫生健康委）制定、调整并公布。麻醉药品、精神药品、医疗用毒性药品、放射性药品的标签应当印有规定的标志（见图3）。

如何区分中药材、中药饮片？

中药材是指来源于药用植物、药用动物等资源，经规范化种植（含生态种植、野生抚育和仿野生栽培）、养殖、采收和产地加工后，符合国家药品标准，用于生产中药饮片、中药制剂的药用原料（见图4）。在严格意义

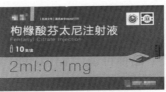

A. 麻醉药品专用标志及示例

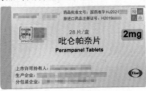

B. 精神药品专用标志及示例

C. 医疗用毒性药品专用标志及示例

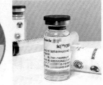

D. 放射性药品专用标志及示例

图 3　特殊管理药品专用标志及示例

上，药品范畴内的中药材仅指经过净制处理后的药材，对于未经依法净制处理的原药材不能列为药品概念下的中药材，只是农副产品，不能直接入药。

中药饮片是指药材经过炮制后可直接用于中医临床或制剂生产使用的药品（见图5）。炮制是按照中医药理论，根据药材自身性质，以及调剂、制剂和临床应用的需要，所采取的一项独特的制药技术，方法分为净制、切制、炮炙等，作用主要有消除或减低药物的毒副作用、改变药物性能、便于贮藏、消除杂质、引药入经等。

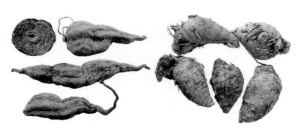

图4　中药材示例

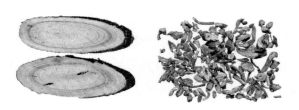

图5　中药饮片示例

中药材与中药饮片不同点，见表2。

表2　中药材与中药饮片不同点

类别	中药材	中药饮片
生产要求	实施规范化生产的企业应当遵循《中药材生产质量管理规范》（GAP）要求	应当依法取得《药品生产许可证》，严格遵守药品生产质量管理规范（GMP）要求
加工	简单产地加工	按照《中国药典》《国家中药饮片炮制规范》或各地炮制标准规范进行炮制
处方应付	一般不用中药材	无特殊说明均付饮片
销售范围	可以在城乡集市贸易市场出售，国务院另有规定的（如毒性、成瘾及资源稀缺等药材）除外	必须是经营范围包括中药饮片的《药品经营许可证》的企业

六　食药物质管理有哪些规定？

食药物质，也称"药食同源物质"，依据国家卫生健康委发布的《按照传统既是食品又是中药材的物质目录管理规定》（国卫食品发〔2021〕36号）是指传统作为食品，且列入《中华人民共和国药典》（以下简称《中国药典》）的物质。食药物质应当满足在安全性评估中未发现食品安全问题，符合中药材资源保护、野生动植物保护、生态保护等相关法律法规规定等要求。

在我国传统饮食文化中，一些中药材在民间往往作为食材广泛食用。《食品安全法》第三十八条规定："生产经营的食品中不得添加药品，但是可以添加按照传统既是食品又是中药材的物质。按照传统既是食品又是中药材的物质目录由国务院卫生行政部门会同国务院食品药品监督管理部门制定、公布。"食药物质目录根据实际情况不断扩充和完善，截至2024年8月，我国正式批准的食药物质有106种，整理如下：

（1）2002年，《关于进一步规范保健食品原料管理的通知》（卫法监发〔2002〕51号）公布了87种食药物质：丁香、八角茴香、刀豆、小茴香、小蓟、山药、山楂、马齿苋、乌梢蛇、乌梅、木瓜、火麻仁、代代花、玉竹、甘草、白芷、白果、白扁豆、白扁豆花、龙眼肉（桂圆）、决明子、百合、肉豆蔻、肉桂、余甘子、佛手、杏仁（甜、苦）、沙棘、牡蛎、芡实、花椒、赤小豆、阿胶、鸡内金、麦芽、昆布、枣（大枣、酸枣、黑枣）、罗汉果、郁李仁、金银花、青果、鱼腥草、姜（生姜、干姜）、枳椇子、枸杞子、栀子、砂仁、胖大海、茯苓、香橼、香薷、桃仁、桑叶、桑椹、橘红、桔梗、益智仁、荷叶、莱菔子、莲子、高良姜、淡竹叶、淡豆豉、菊花、菊苣、黄芥子、黄精、紫苏、紫苏籽、葛根、黑芝麻、黑胡椒、槐米、槐花、蒲公英、蜂蜜、榧子、酸枣仁、鲜白茅根、鲜芦根、蝮蛇、橘皮/橘皮、薄荷、薏苡仁、薤白、覆盆子、藿香。

（2）2019年，国家卫生健康委、国家市场监管总局发布《关于当归等6种新增按照传统既是食品又是中药材的物质公告》（2019年第8号）新增补6种食药物质：当归、山奈、西红花、草果、姜黄、荜茇。

（3）2023年，国家卫生健康委、国家市场监管总局发布《关于党参等9种新增按照传统既是食品又是中药材的物质公告》（2023年第9号），将党参、肉苁蓉（荒漠）、铁皮石斛、西洋参、黄芪、灵芝、山茱萸、天麻、杜仲叶等9种物质纳入食药物质目录。

（4）2024年，国家卫生健康委、国家市场监管总局发布《关于地黄等 4 种按照传统既是食品又是中药材的物质的公告》（2024 年第 4 号），将地黄、麦冬、天冬、化橘红等 4 种物质纳入按照传统既是食品又是中药材的物质目录。

对于药食同源中药饮片的经营管理，2019 年国家药监局在办理《关于药食同源目录范围内中药饮片单品允许开架销售的提案》答复中明确：对于药食同源目录范围内的产品，应本着既方便群众购买又保证药品使用安全的原则进行管理。如果仅是简单的净制、切片、包装，且包装标签上不标明"炮制规范、功能主治、用法用量"，就可以按照《食品安全法》第三十八条内容中"中药材"进行分类、管理，药店可开架销售，群众在药店选购时无需处方即可购买。

七 药品通用名、商品名和药品商标如何区分？

在药品包装和说明书中看到的药品名称通常包括通用名、商品名、英文名、汉语拼音等。

药品通用名是指列入国家药品标准的药品

名称，是我国药典委员会按照《药品通用名称命名原则》组织制定的药品法定名称，其特点是通用性。每种药品只能有一个通用名称，药品通用名称应当显著、突出，示例见图6。

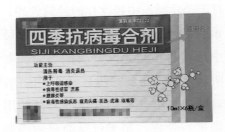

图6　通用名示例

药品商品名是指经国家药监局批准的特定企业使用的该药品专用的商品名称，主要用于区别不同企业的产品。但并非所有药品都能使用商品名，除新的化学结构、新的活性成份的药物，以及持有化合物专利的药品外，其他品种一律不得使用商品名。药品商品名只能由汉字组成，不得使用图形、字母、数字、符号等标志。药品商品名不得与通用名同行书写，其字体和颜色不得比通用名更突出和显著，其字体以单字面积不得大于通用名所用字体的二分之一。

因生产厂家不同，同一通用名的药品可以有多个商品名，例如氯雷他定片是通用名，某邦、百某乐是该药不同的商品名（见图7）。消费者在购买和使用药品前，除了要知道其商品名外，一定要了解其通用名，以避免重复用药而导致对身体的伤害。

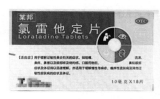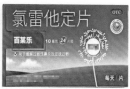

图7　同一通用名不同商品名示例

药品商标应经国家商标局核准注册，药品标签禁止使用未经注册的商标（包括商标申请注册中商标"TM"）。相比于药品商品名称，药品商标构成要素更为广泛，可以包括文字、图形、字母、数字、三维标志、颜色组合和声音等要素及其组合。因此，药品标签上使用商标可以丰富标签的内容，方便消费者识别产品来源。我国商标法规定，商标注册人享有注册商标专用权，受法律保护。随着企业知识产权保护意识增强，越来越多的企业将药品商品名作为商标注册。药品标签使用注册商标的，应当印刷在药品标签的边角，含文字的，其字体以单字面积计不得大于通用名称所用字体的四分之一，注册商标用右上角加注 ® 表示。药品注册商标示例见图 8。

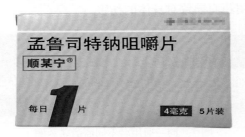

图 8　药品注册商标示例

八

如何利用药品批准文号辨别药品真伪？

药品批准文号是国家药监局批准药品上市销售的文号，是药品合法性的重要标志（见图 9）。未取得药品批准文号的药品不得上市销售，但未实施批准文号管理的中药饮片除外。中国境外生产的药品进入中国境内上市销售的，必须经国家药监局批准注册，并取得相应药品批准文号。按照《药品注册管理办法》(国家市场监督管理总局令 第 27 号)规定，药品批准文号格式，如表 3 所示。

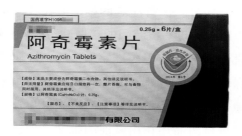

图 9　药品批准文号示例

表 3　药品批准文号的格式

药品类型	批准文号格式	字母含义
境内 生产药品	国药准字 H（Z、S）＋四位年号＋四位顺序号	H 代表化学药，Z 代表中药，S 代表生物制品
港澳台地区 生产药品	国药准字 H（Z、S）C＋四位年号＋四位顺序号	
境外 生产药品	国药准字 H（Z、S）J＋四位年号＋四位顺序号	
医疗机构 制剂	X 药制字 H（Z）＋四位年号＋四位流水号	X 代表省、自治区、直辖市简称，H 代表化学制剂，Z 代表中药制剂

古代经典名方中药复方制剂的药品批准文号采用专门格式：国药准字C+四位年号＋四位顺序号。值得注意的是，但在我国历史上，还存在过一段时间的"保健药品"，凡目前批准文号为"国药准字B"的，皆属于中药保健药品；另外，由于从国外或我国港澳台地区进口的药品批准文号格式已更改，但大量进口药品还在用以前的批文，如进口药品注册证证号的格式为：H（Z、S）＋4位年号＋4位顺序号；医药产品注册证（港、澳、台厂商申请品种而言的药品注册批件）证号的格式为：H（Z、S）C＋4位年号＋4位顺序号，其中H代表化学药品，Z代表中药，S代表生物制品。对于境内分包装用大包装规格的注册证，其证号在原注册证号前加字母B。

药品的批准文号是药品的"身份证号"，不因上市后的注册事项的变更而改变，可以利用批准文号在国家药监局官网查询到该药品的基本信息。

具体操作流程见图10。

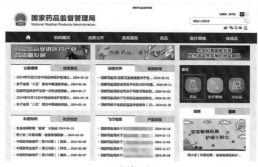

A. 查询页面

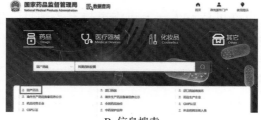

B. 信息搜索

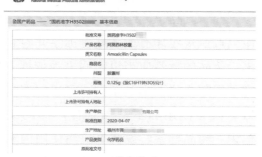

C. 信息比对

图 10　国家药监局官网"药品查询"示例

（1）登录国家药监局官网：https://www.nmpa.gov.cn/，在"查询"模块点击"药品"进入查询页面。

（2）选择需待验证药品的类别（国产药品/进口药品），在搜索框内输入该药品批准文号。

（3）点击详情，进行信息比对。核实产品名称、英文名称、商品名、剂型、规格、上市许可持有人、上市许可持有人地址、生产单位、生产地址等信息是否一致。

九 药品标签、说明书应当标注哪些内容？

《药品管理法》第四十九条规定，药品包装应当按照规定印有或者贴有标签并附有说明书。药品的标签应当以说明书为依据，其内容不得超出说明书的范围，不得印有暗示疗效、误导使用和不适当宣传产品的文字和标识。药品标签、说明书应当使用国家语言文字工作委员会公布的规范化汉字，增加其他文字对照的，应当以汉字表述为准。如果进口药品没有中文标签、说明书，可以断定是未取得药品批准证明文件进口等问题的药品。

标签、说明书应当注明药品的通用名称、成份、规格、上市许可持有人及其地址、生产企业及其地址、批准文号、产品批号、生产日期、有效期、适应症或者功能主治、用法、用量、禁忌、不良反应和注意事项。标签、说明书中的文字应当清晰，生产日期、有效期等事项应当显著标注，容易辨识（见图 11、图 12）。

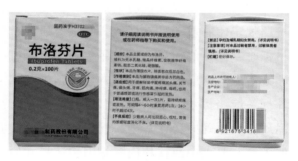

图 11　药品标签示例

为进一步规范中药饮片标签的管理，2023年国家药监局发布《中药饮片标签管理规定》，自 2024 年 8 月 1 日起施行（保质期的

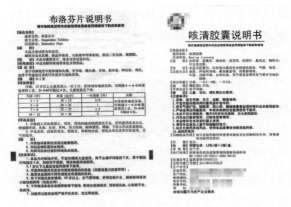

图 12　药品说明书示例

标注自 2025 年 8 月 1 日起施行），其中要求：中药饮片的包装和标签应当规范，包装应当按照规定印有或者贴有标签，并附有质量合格标志。标签的填写不得采用手写，可以打印或者签章，应当选择适宜的色泽。中药饮片标签应当标注"中药饮片"字样，明示产品属性。明确中药饮片内、外标签应当标注的内容，要求中药饮片内标签因包装尺寸原因无法全部标注的，至少应标注产品属性、品名、药材产地、规格或者装量、产品批号和保质期等内容（见图 13）。对于中药饮片药材产地的标注，《中药饮片标签撰写指导原则

（试行）》进行了明确：标签标注的产地应当是用于生产该批中药饮片的中药材实际种植（养殖）地或矿物来源所在地，一般标注至地市级行政区。

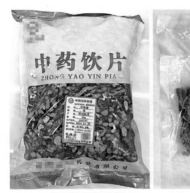

A.外包装标签示例

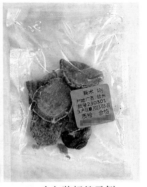

B.内包装标签示例

图 13　中药饮片标签示例

如何看懂药品有效期？

有效期是指药品在一定的贮存条件下，能够保证质量的期限。药品有效应根据药品的稳定性不同，通过稳定性试验研究和留样观察，合理制定。通常来说，药品有效期会明确标注在药品的包装或说明书上，但标注方式可能有所不同。

《药品说明书和标签管理规定》（2006年发布）中第二十三条中规定：药品标签中的有效期应当按照年、月、日的顺序标注，年份用四位数字表示，月、日用两位数表示。有效期可以标注至月或者至日，其具体标注格式为"有效期至××××年××月"或者"有效期至××××年××月××日"；也可以用数字和其他符号表示为"有效期至××××.××."或者"有效期至××××/××/××"等。

1. 直接标明药品有效期到日

见图 14，某药品有效期至 2028/06/11，表示该药品可用到 2028 年 06 月 11 日，2028年 06 月 12 日起不得使用。

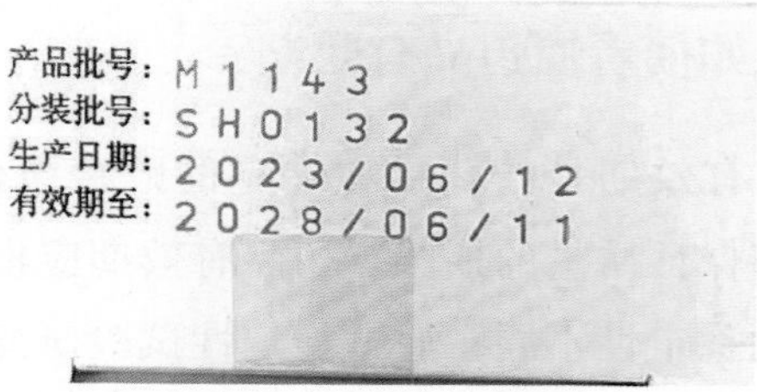

产品批号：M1143
分装批号：SH0132
生产日期：2023/06/12
有效期至：2028/06/11

图 14　药品有效期标注到日示例

2. 直接标明药品有效期到月

见图 15，某药品有效期至 2025/10，表示该药品可用到 2025 年 10 月 31 日，2025 年 11 月 1 日起不得使用。

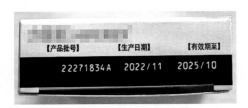

图 15　药品有效期标注到月示例

十一

禁止网络销售的药品有哪些？

药品上市许可持有人、药品经营企业通过网络销售药品的，应当遵守《药品管理法》及药品网络销售监督管理有关规定，疫苗、血液制品、麻醉药品、精神药品、医疗用毒性药品、放射性药品、药品类易制毒化学品等国家实行特殊管理的药品不得在网络上销售，具体目录由国家药监局组织制定。2022 年 11 月，国家药监局发布《药品网络销售禁止清单》，明确了禁止网络销售的药品，见表 4。

表4　药品网络销售禁止清单（第一版）

类别	内容
政策法规明确禁止销售的药品	疫苗、血液制品、麻醉药品、精神药品、医疗用毒性药品、放射性药品、药品类易制毒化学品；医疗机构制剂、中药配方颗粒
其他禁止通过网络零售的药品	（一）注射剂（降糖类药物除外） （二）含麻黄碱类复方制剂（不包括含麻黄的中成药）、含麻醉药品口服复方制剂、含曲马多口服复方制剂、右美沙芬口服单方制剂 （三）《兴奋剂目录》所列的蛋白同化制剂和肽类激素（胰岛素除外） （四）地高辛、丙吡胺、奎尼丁、哌唑嗪、普鲁卡因胺、普罗帕酮、胺碘酮、奎宁、氨茶碱、胆茶碱、异丙肾上腺素 苯妥英钠、卡马西平、拉莫三嗪、水合氯醛、达比加群酯、华法林、替格瑞洛、西洛他唑、扑米酮、碳酸锂、异氟烷、七氟烷、恩氟烷、地氟烷、秋水仙碱 米非司酮、复方米非司酮、环丙孕酮、卡前列甲酯、雌二醇、米索前列醇、地诺前列酮 法罗培南、夫西地酸、伏立康唑、利奈唑胺、奈诺沙星、泊沙康唑、头孢地尼、伊曲康唑、左奥硝唑、头孢泊肟酯

类别	内容
备注	1. 中药配方颗粒是指由单味中药饮片经水提、分离、浓缩、干燥、制粒而成的颗粒，须在中医药理论指导下，按照中医临床处方调配后，供患者冲服使用 2. 上行（四）所列品种为通用名，限于单方制剂，其中抗菌药不含外用剂型

第二章

认识医疗器械

什么是医疗器械？

医疗器械是指直接或者间接用于人体的仪器、设备、器具、体外诊断试剂及校准物、材料以及其他类似或者相关的物品，包括所需要的计算机软件；其效用主要通过物理等方式获得，不是通过药理学、免疫学或者代谢的方式获得，或者虽然有这些方式参与但是只起辅助作用。

医疗器械的作用主要包括以下几个方面。

（1）疾病的诊断、预防、监护、治疗或者缓解，如体温计、血压计、X光机、超声诊断设备等，帮助医生进行疾病诊断，监测病情的变化，或直接参与疾病的治疗过程。

（2）损伤的诊断、监护、治疗、缓解或

者功能补偿，如矫形外科植入物、轮椅等对于伤害或残疾的缓解和治疗提供了必要的支持和辅助。

（3）生理结构或者生理过程的检验、替代、调节或者支持，如心电图机、心脏起搏器，透析设备等。

（4）生命的支持或者维持，如人工心肺机等。

（5）妊娠控制，如避孕器械等通过物理方式阻止受孕发生。

（6）通过对来自人体的样本进行检查，为医疗或者诊断目的提供信息，如血糖仪及血糖试纸、生化分析仪及配套试剂等。

用于动物或其他物品而不用于人体的产品不是医疗器械。

什么是体外诊断试剂？

体外诊断试剂（IVD）分为按药品管理和按医疗器械管理两类。按药品管理的体外诊断试剂，包括用于血源筛查的体外诊断试剂、采用放射性核素标记的体外诊断试剂，这些产品都不属于医疗器械，占比较低。按医疗器械管理的体外诊断试剂，包括在疾病的预测、预防、诊断、治疗监测、预后观察和健康状态评价的过程中，用于人体样本体外检测的试剂、试剂盒、校准品、质控品等产品，可以单独使用，也可以与仪器、器具、设备或者系统组合使用。本文所述体外诊断试剂均指按医疗器械管理的体外诊断试剂。

体外诊断试剂从人体取得的样本（如血液、尿液、组织等）上进行检测，以获取有关健康状态或疾病的信息，"体外"意味着这些检测是在人体外部进行。体外诊断试剂在医疗健康领域发挥着至关重要的作用，它们对于疾病的发现、诊断、治疗监测和疾病风险评估等都有着不可替代的价值。常见个人自用体外诊断试剂有流感病毒抗原检测试剂、肺炎支原体抗原检测试剂、血糖试纸、早孕试纸等（见图16）。

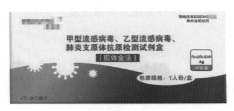

A. 甲流乙流肺炎支原体三合一检测试剂盒

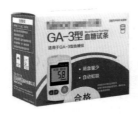

B. 血糖试条　　　　C. 早孕试纸（HCG 检测试纸）

图 16　常见个人自用体外诊断试剂示例

医疗器械如何分类？

国家对医疗器械按照风险程度实行分类管理，共分为三类，具体见表5。

表5 医疗器械分类情况及产品举例

分类	第一类医疗器械	第二类医疗器械	第三类医疗器械
风险程度	低	中度	较高
管理方式	常规管理	严格控制管理	特别措施严格控制管理
产品举例	手术刀、医用剪、止血钳、纱布绷带、医用手杖等	助听器、电子血压计、体温计、心电图机、血糖分析仪、医用制氧机、激光生发仪、电动轮椅车、人绒毛膜促性腺激素检测试剂等	一次性使用无菌注射器、无菌输液器、人工心脏瓣膜、植入式心脏起搏器、人工关节、整形美容用注射材料、软性角膜接触镜（隐形眼镜）、X线计算机断层摄影设备（CT）、乙型肝炎病毒核酸检测试剂等

日常工作中，可通过医疗器械注册或备案信息判断医疗器械类别，也可登录国家药监局官网（www.nmpa.gov.cn），在"查询"模块点击"医疗器械"进入查询页面，通过医疗器械分类目录查询（见图17）。

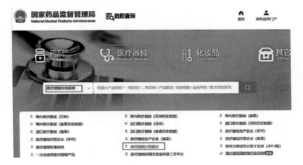

图 17　医疗器械分类目录查询页面

如何利用医疗器械注册证编号或备案编号辨别医疗器械真伪？

医疗器械注册证编号和备案编号是医疗器械在我国生产、进口、销售、使用中重要的身份标识。其中，第一类医疗器械的"身份证号码"是医疗器械备案编号；第二、三类医疗器械的"身份证号码"是医疗器械注册证编号；备案编号和注册证编号格式，见图 18。在医疗器械的包装、标签及说明书上可以找到医疗器械备案编号或注册证编号，见图 19。

备案号：<u>苏盐</u> <u>械备</u> <u>2022</u> <u>XXXX</u>
     ①   ②   ③

①为备案部门所在地的简称；
进口第一类医疗器械为"国"字；
境内第一类医疗器械为备案部门所在地省、自治区、直辖市简称加所在地设区的市级行政区域的简称（无相应设区的市级行政区域时，仅为省、自治区、直辖市的简称）；
②为备案年份；
③为备案流水号。

A. 医疗器械备案
编号示例

注册证号：<u>湘</u> <u>械注</u> <u>准</u> <u>2022</u> <u>2</u> <u>40</u> <u>XXXX</u>
    ①   ②   ③ ④ ⑤ ⑥

①为注册审批部门所在地的简称；境内第三类医疗器械、进口第二类、第三类医疗器械为"国"字；境内第二类医疗器械为注册审批部门所在地省、自治区、直辖市简称；
②为注册形式："准"字适用于境内医疗器械；"进"字适用于进口医疗器械；"许"字适用于香港、澳门、台湾地区的医疗器械；
③为首次注册年份；
④为产品管理类别，如第二类医疗器械，则写2；
⑤为产品分类编码；
⑥为首次注册流水号。

B. 医疗器械注册证
编号示例

图 18　医疗器械备案编号和注册证编号格式示例

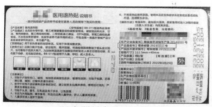

A. 医疗器械备案编号示例

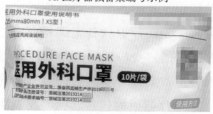

B. 医疗器械注册证编号示例

图 19　医疗器械备案编号和注册证编号示例

通过医疗器械备案编号或注册证编号可

以在国家药监局官网查询到该产品的基本信息。具体操作流程见图20。

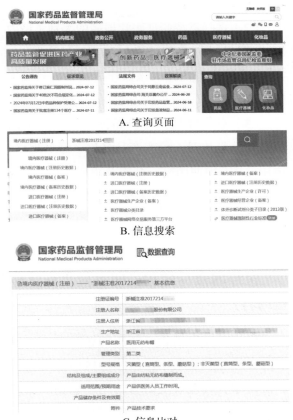

A. 查询页面

B. 信息搜索

C. 信息比对

图20　国家药监局官网"医疗器械查询"示例

（1）登录国家药监局官网：https://www.nmpa.gov.cn/，在"查询"模块点击"医疗器械"进入查询页面。

（2）选择需待验证医疗器械的类别（境内医疗器械注册/备案或进口医疗器械注册/备案），在搜索框内输入该医疗器械备案号或注册证编号。

（3）点击详情，与产品标签和说明书内容进行信息比对。核实产品名称、型号规格、适用范围/预期用途、结构及组成/主要组成成分、注册人/备案人名称、生产地址等信息是否一致。

五 医疗器械标签和说明书应当标注哪些内容？

在我国境内销售、使用的医疗器械，应当附有标签和说明书。医疗器械标签是在医疗器械或者其包装上附有的用于识别产品特征和标明安全警示等信息的文字说明及图形、符号。医疗器械说明书应随产品提供给用户，涵盖该产品安全有效的基本信息，用以指导正确安装、调试、操作、使用、维护、保养的技术文件。医疗器械最小销售单元应当附有说明书。

（一）医疗器械标签

医疗器械标签一般应当包括以下内容：

（1）产品名称、型号、规格。

（2）注册人或者备案人的名称、住所、联系方式，进口医疗器械还应当载明代理人的名称、住所及联系方式。

（3）医疗器械注册证编号或者备案凭证编号。

（4）生产企业的名称、住所、生产地址、联系方式及生产许可证编号或者生产备案凭证编号，委托生产的还应当标注受托企业的名称、住所、生产地址、生产许可证编号或者生产备案凭证编号。

（5）生产日期，使用期限或者失效日期。

（6）电源连接条件、输入功率。

（7）根据产品特性应当标注的图形、符号以及其他相关内容。

（8）必要的警示、注意事项。

（9）特殊储存、操作条件或者说明。

（10）使用中对环境有破坏或者负面影响的医疗器械，其标签应当包含警示标志或者中文警示说明。

（11）带放射或者辐射的医疗器械，其标签应当包含警示标志或者中文警示说明。

医疗器械标签因位置或者大小受限而无法全部标明上述内容的，至少应当标注产品名称、型号、规格、生产日期和使用期限或者失效日期，并在标签中明确"其他内容详见说明书"。标签示例见图 21。

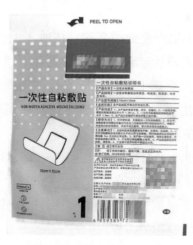

图 21　医疗器械标签示例

（二）医疗器械说明书

医疗器械说明书一般应当包括以下内容。

（1）产品名称、型号、规格。

（2）注册人或者备案人的名称、住所、联系方式及售后服务单位，进口医疗器械还应当载明代理人的名称、住所及联系方式。

（3）生产企业的名称、住所、生产地址、联系方式及生产许可证编号或者生产备案凭证编号，委托生产的还应当标注受托企业的名称、住所、生产地址、生产许可证编号或者生产备案凭证编号。

（4）医疗器械注册证编号或者备案凭证编号。

（5）产品技术要求的编号。

（6）产品性能、主要结构组成或者成分、适用范围。

（7）禁忌症、注意事项、警示以及提示的内容。

（8）安装和使用说明或者图示，由消费者个人自行使用的医疗器械还应当具有安全使用的特别说明。

（9）产品维护和保养方法，特殊储存、

运输条件、方法。

（10）生产日期，使用期限或者失效日期。

（11）配件清单，包括配件、附属品、损耗品更换周期以及更换方法的说明等。

（12）医疗器械标签所用的图形、符号、缩写等内容的解释。

（13）说明书的编制或者修订日期。

（14）其他应当标注的内容。

医疗器械说明书示例见图22、图23。

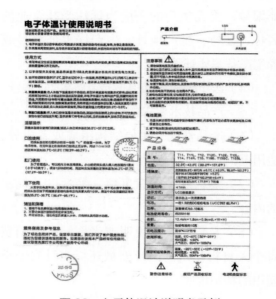

图22　电子体温计说明书示例

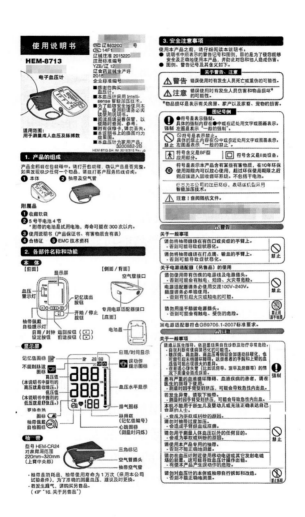

图 23　电子血压计说明书示例

（三）不应出现内容

医疗器械标签和说明书不得有下列内容。

（1）含有"疗效最佳""保证治愈""包治""根治""即刻见效""完全无毒副作用"等表示功效的断言或者保证的。

（2）含有"最高技术""最科学""最先进""最佳"等绝对化语言和表示的。

（3）说明治愈率或者有效率的。

（4）与其他企业产品的功效和安全性相比较的。

（5）含有"保险公司保险""无效退款"等承诺性语言的。

（6）利用任何单位或者个人的名义、形象作证明或者推荐的。

（7）含有误导性说明，使人感到已经患某种疾病，或者使人误解不使用该医疗器械会患某种疾病或者加重病情的表述，以及其他虚假、夸大、误导性的内容。

（8）法律法规定禁止的其他内容。

医疗器械网络销售有何要求?

医疗器械网络销售应当遵循"线上线下一致"的原则,从事医疗器械网络销售的企业,其申请主体应当是依法取得医疗器械生产许可、经营许可或者办理备案的实体医疗器械生产经营企业以及销售条件符合《医疗器械监督管理条例》和《医疗器械网络销售监督管理办法》要求的医疗器械上市许可持有人(即医疗器械注册人或者备案人),运营模式为通过自建网站(包含网络客户端应用程序)或医疗器械网络交易服务第三方平台销售医疗器械。通过自建网站从事医疗器械网络销售的企业和医疗器械网络交易服务第三方平台提供者应当按照《互联网药品信息服务管理办法》规定取得互联网药品信息服务资格证书。

医疗器械网络经营范围不得超出其生产经营许可或者备案的范围。医疗器械批发企业从事医疗器械网络销售,应当销售给具有资质的医疗器械经营企业或者使用单位。医疗器械零售企业从事医疗器械网络销售，应当销售给消费者个人。销售给消费者个人的医疗器械，应当是可以由消费者个人自行使用的，其说明书应当符合医疗器械说明书和标签管理相关规定，标注安全使用的特别说明。应是医疗机构使用的医疗器械不能销售给个人。

从事医疗器械网络销售的企业，应当按照医疗器械标签和说明书标明的条件贮存和运输医疗器械。委托其他单位贮存和运输医疗器械的，应当对被委托方贮存和运输医疗器械的质量保障能力进行考核评估，明确贮存和运输过程中的质量责任，确保贮存和运输过程中的质量安全。

医疗器械网络交易第三方平台提供者应当对申请入驻平台的医疗器械生产经营企业提供的医疗器械生产经营许可证件或者备案凭证、医疗器械注册证或者备案凭证、企业营业执照等材料进行核实登记，建立档案并及时更新，并与入驻平台的医疗器械生产经营企业签订入驻协议，明确双方义务及违约处置措施等相关内容。医疗器械网络交易第三方平台提供者应当对平台上的医疗器械销售行为及信息进行监测，发现入驻网络交易服务第三方平台的医疗器械生产经营企业存在违法行为，应当立即对其停止网络交易服务，并保存有关记录，向所在地省级药品监督管理部门报告。发现入驻网络交易服务第三方平台的医疗器械生产经营企业被药品监督管理部门责令停产停业、吊销许可证等的，应当立即对其停止提供网络交易服务。

第三章

认识化妆品

什么是化妆品？

化妆品是指以涂擦、喷洒或者其他类似方法，施用于皮肤、毛发、指甲、口唇等人体表面，以清洁、保护、美化、修饰为目的的日用化学工业产品。

理解化妆品的定义，需要把握好以下四点：①使用方法，涂擦、喷洒或者其他类似方法；②使用部位，皮肤、毛发、指甲、口唇等人体表面；③使用目的，清洁、保护、美化、修饰；④属性，日用化学工业产品，即需要经过完整、可控和稳定的工业流程，不是随意调配、勾兑、混合的产品，也不是研发阶段的试验室试制样品。

在我们生活中各种日用化学工业品琳琅

满目，虽然通过上述化妆品的定义就能区分出大部分产品是否为化妆品，但仍有产品容易被混淆为化妆品。使用方法采用口服、注射、吸入、手术等方法进入或作用于人体皮肤或人体内部，例如一些医疗美容机构使用的肉毒杆菌、透明质酸等产品，虽然产品声称具有美容功效，但不属于化妆品；使用部位不直接接触人体表面的一些产品，例如香薰精油、空气清新剂、衣物洗涤剂、消毒剂等也不是化妆品；虽采取涂擦、喷洒或者其他类似方法在皮肤表面使用，但使用目的超出清洁、保护、美化和修饰范围的产品，例如具有治疗作用的皮肤用药膏、药霜、药液或消毒酊剂等，也均不属于化妆品。

二 化妆品可以分为哪些类别？管理方式有何不同？

化妆品按照特殊化妆品和普通化妆品分类管理。用于染发、烫发、祛斑美白、防晒、防脱发的化妆品以及宣称新功效的化妆品为特殊化妆品。特殊化妆品以外的化妆品为普通化妆品。

国家对特殊化妆品实行注册管理，对普通化妆品实行备案管理。即特殊化妆品经国家药监局注册后，获得产品注册证编号，方可生产、进口。国产普通化妆品应当在上市销售前向备案人所在地省、自治区、直辖市人民政府药品监督管理部门备案。进口普通化妆品应当在进口前向国家药监局备案，备案后取得备案编号。

三 如何判断某个产品是否属于化妆品？

备案编号和注册证编号就是化妆品的身份证明，特殊化妆品注册证编号需标注在产品的标签上，普通化妆品备案编号虽未要求标注在产品的标签上，但可在"化妆品监管APP"上查询。

1. 识别化妆品的备案编号或注册证编号

（1）普通化妆品备案编号规则

国产产品：省、自治区、直辖市简称+G妆网备字+四位年份数+本年度行政区域内备案产品顺序数，如沪G妆网备字20240000XX（X为数字）；

进口产品：国妆网备进字（境内责任人所在省、自治区、直辖市简称）+四位年份数+本年度全国备案产品顺序数，如国妆网备进字（京）20240006XX（X为数字）；

中国台湾、香港、澳门产品：国妆网备制字（境内责任人所在省、自治区、直辖市简称）+四位年份数+本年度全国备案产品顺序数，如国妆网备制字（闽）20240003XX（X为数字）。

（2）特殊化妆品注册编号规则

国产产品：国妆特字+四位年份数+本年度注册产品顺序数；

进口产品：国妆特进字+四位年份数+本年度注册产品顺序数；

中国台湾、香港、澳门产品：国妆特制字+四位年份数+本年度注册产品顺序数。

2. 查询化妆品监管APP

通过查询化妆品监管APP获取化妆品信息来鉴别、判断化妆品真伪。

使用方法（见图 24）：（1）安装 APP，扫

A. 二维码下载

B. 化妆品监管 APP

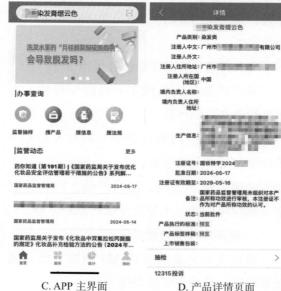

C. APP 主界面

D. 产品详情页面

图 24　化妆品监管 APP 信息查询示例

描图中二维码或者进入手机应用商店搜索"化妆品监管"下载安装；（2）打开 APP，在主界面搜索框内直接输入待验证产品名字或通过"搜产品"模块搜索产品信息，也可直接扫描产品条码查询产品信息；（3）点击对应产品，即可查看产品注册或备案的相关信息，包括备案人／注册人、注册证号／备案号、生产企业、相应地址、产品执行标准等；（4）通过产品详情页下方的按钮，还能够查看历次化妆品抽检的信息。

四 化妆品标签应当标注哪些内容？

化妆品的最小销售单元应当有标签，标签内容应当合法、真实、完整、准确，并与产品注册或者备案的相关内容一致。化妆品应当有中文标签；进口化妆品可以直接使用中文标签，也可以加贴中文标签。

化妆品中文标签应当至少包括以下内容。

（1）产品中文名称、特殊化妆品注册证书编号。

（2）注册人、备案人的名称、地址，注

册人或者备案人为境外企业的，应当同时标注境内责任人的名称、地址。

（3）生产企业的名称、地址，国产化妆品应当同时标注生产企业生产许可证编号。

（4）产品执行的标准编号。

（5）全成分。

（6）净含量。

（7）使用期限。

（8）使用方法。

（9）必要的安全警示用语。

（10）法律、行政法规和强制性国家标准规定应当标注的其他内容。

具有包装盒的产品，还应当同时在直接接触内容物的包装容器上标注产品中文名称和使用期限。化妆品中文标签示例，如图25所示。

化妆品标签禁止通过下列方式标注或者宣称。

（1）使用医疗术语、医学名人的姓名、描述医疗作用和效果的词语或者已经批准的药品名明示或者暗示产品具有医疗作用，比如：处方、药用、治疗、解毒、生发、溶脂、瘦身等。

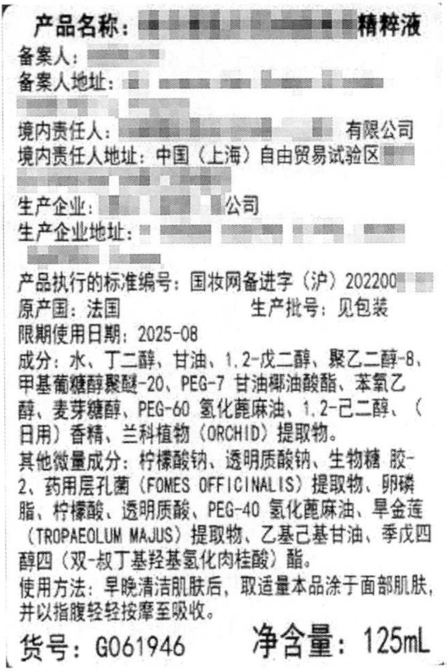

产品名称：████████████精粹液
备案人：████████
备案人地址：████████
境内责任人：████████████有限公司
境内责任人地址：中国（上海）自由贸易试验区████
生产企业：████████公司
生产企业地址：████████
产品执行的标准编号：国妆网备进字（沪）202200████
原产国：法国　　　　生产批号：见包装
限期使用日期：2025-08
成分：水、丁二醇、甘油、1,2-戊二醇、聚乙二醇-8、甲基葡糖醇聚醚-20、PEG-7 甘油椰油酸酯、苯氧乙醇、麦芽糖醇、PEG-60 氢化蓖麻油、1,2-己二醇、（日用）香精、兰科植物（ORCHID）提取物。
其他微量成分：柠檬酸钠、透明质酸钠、生物糖 胶-2、药用层孔菌（FOMES OFFICINALIS）提取物、卵磷脂、柠檬酸、透明质酸、PEG-40 氢化蓖麻油、旱金莲（TROPAEOLUM MAJUS）提取物、乙基己基甘油、季戊四醇四（双-叔丁基羟基氢化肉桂酸）酯。
使用方法：早晚清洁肌肤后，取适量本品涂于面部肌肤，并以指腹轻轻按摩至吸收。
货号：G061946　　净含量：125mL

图 25　化妆品中文标签示例

（2）使用虚假、夸大、绝对化的词语进行虚假或者引人误解地描述，比如速效、超强、全方位、特级、换肤、去除皱纹等。

（3）利用商标、图案、字体颜色大小、色差、谐音或者暗示性的文字、字母、汉语拼音、数字、符号等方式暗示医疗作用或者进行虚假宣称，比如：非防晒产品使用太阳等图标。

（4）使用尚未被科学界广泛接受的术语、机理编造概念误导消费者。

（5）通过编造虚假信息、贬低其他合法产品等方式误导消费者，比如：添加××精华，优于××产品。

（6）使用虚构、伪造或者无法验证的科研成果、统计资料、调查结果、文摘、引用语等信息误导消费者，比如：经实验验证，具有……效果（实际未能提供验证资料）。

（7）通过宣称所用原料的功能暗示产品实际不具有或者不允许宣称的功效。

（8）使用未经相关行业主管部门确认的标识、奖励等进行化妆品安全及功效相关宣称及用语。

（9）利用国家机关、事业单位、医疗机构、公益性机构等单位及其工作人员、聘任的专家的名义、形象作证明或者推荐，比如：某某专家推荐、某某皮肤科医生推荐。

（10）表示功效、安全性的断言或者保证，比如：保证100%安全、有效。

（11）标注庸俗、封建迷信或者其他违反

社会公序良俗的内容。

（12）法律、行政法规和化妆品强制性国家标准禁止标注的其他内容。

 五　儿童化妆品管理有何要求？

儿童化妆品是指适用于年龄在 12 岁以下（含 12 岁）儿童，具有清洁、保湿、爽身、防晒等功效的化妆品。通过标识"适用于全人群""全家使用"等词语或者利用商标、图案、包装形式等暗示本化妆品使用人群包含儿童的，按照儿童化妆品管理。《儿童化妆品监督管理规定》规定，儿童化妆品应当在销售包装展示面标注国家药监局规定的儿童化妆品标志"小金盾"（见图 26）。"小金盾"是儿童化妆品区别于成人化妆品、消毒产品、玩具等其他易混淆产品的区别性标志，非儿童化妆品不得标注这个标志。需要注意的是"小金盾"不是产品质量认证标志，不代表该产品已经获得监管部门审批或者质量安全得到认证。儿童化妆品应当以"注意"或者"警告"作为引导语，在销售包装可视面标注

"应当在成人监护下使用"等警示用语。儿童化妆品不得标注"食品级""可食用"等词语或者食品有关图案。

我国对儿童化妆品实行严格监管，主要体现在对儿童化妆品的产品配方设计、安全评估、生产条件等方面提出更高的监管要求。儿童化妆品上市前，除防晒类产品须经注册外，其他类别产品须经备案。

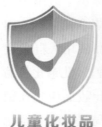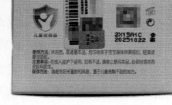

图26 儿童化妆品标志"小金盾"

现在网上出现很多号称"儿童彩妆"的产品，其本质上是儿童玩具。如果贸然将此类产品涂抹在儿童的皮肤上，很可能产生皮肤过敏等不良反应。如果一个产品符合化妆品定义，无论其单独销售或者与玩具等其他产品一并销售，该产品都属于化妆品，依法应当按照化妆品进行管理。国家药监局发布的《化妆品分类规则和分类目录》规定：3~12岁儿童使用的化妆品可以包含美容修饰、卸妆等功效宣称，0~3周岁（含3周岁）婴幼儿使用的化妆品功效宣称仅限于清洁、保湿、护发、防晒、舒缓、爽身。因此，3岁及以下婴幼儿使用的化妆品，不包括"彩妆"这一类别。如果彩妆化妆品标签宣称3岁及以下婴幼儿可用，属于违法行为。

化妆品网络经营管理有何要求？

化妆品网络经营行为应当遵循国家药监局2023年3月发布的《化妆品网络经营监督管理办法》。化妆品电子商务经营者包括化妆品电子商务平台经营者、平台内化妆品经营者以及通过自建网站、其他网络服务经营化妆品的电子商务经营者。化妆品电子商务经营者从事化妆品网络经营活动、提供化妆品电子商务平台服务，应当遵守化妆品法律、法规、规章、强制性国家标准和技术规范，依法诚信经营，保证化妆品质量安全。国家药监局及县级以上负责药品监督管理的部门负责化妆品网络经营监管工作。

对于化妆品电子商务平台经营者而言，应当依法承担平台内化妆品经营者管理责任，建立实名登记、日常检查、违法行为制止及报告、投诉举报处理等化妆品质量安全管理制度并有效实施；要求申请入驻平台的化妆品经营者提交身份、地址、联系方式等真实信息，进行核验、登记，建立登记档案，并至少每6个月核验更新一次；建立平台内化妆品经营者日常检查制度；根据产品风险情况，定期组织对平台内化妆品经营者开展日常经营行为检查；对发现的违法经营化妆品行为采取措施及时制止后，涉及产品质量安全重大信息的情形，应当自发现之日起10日内将相关情况及平台内化妆品经营者涉嫌违法经营的线索报告平台内化妆品经营者实际经营地省级药品监督管理部门。

对于平台内化妆品经营者而言，应当履行化妆品信息披露的义务，全面、真实、准确、清晰、及时披露与注册或者备案资料一致的化妆品标签等信息；披露的化妆品标签信息应当包含其所经营化妆品标签的全部内容，其中产品名称、产品执行的标准编号应当在其产品展示页面显著位置以文字形式展示；应当关注所经营化妆品涉及产品质量安全的监管公开信息，对于经负责药品监督管理的部门抽样检验认定为不符合规定的特定批次化妆品，平台内化妆品经营者应当立即停止经营；发现所销售化妆品存在质量缺陷或者其他问题，可能危害人体健康的，应当立即停止经营，并通知相关化妆品注册人、备案人依法实施召回；应当依照有关法律法规的规定和化妆品标签标示的要求贮存、运输化妆品，定期检查并及时处理变质或者超过使用期限的化妆品。

牙膏如何管理？

牙膏是指以摩擦的方式，施用于人体牙齿表面，以清洁为主要目的的膏状产品。牙膏参照有关普通化妆品的规定进行管理，《牙膏监督管理办法》（国家市场监督管理总局令第 71 号），对于牙膏产品的物质性状进行了限定，须是"膏状"，意味着将牙粉、漱口水以及其他口腔护理产品等排除在外。

牙膏实行备案管理，牙膏备案人对牙膏的质量安全和功效宣称负责。牙膏的属性名统一使用"牙膏"字样进行表述。非牙膏产品不得通过标注"牙膏"字样等方式欺骗误导消费者。牙膏的功效宣称应当有充分的科学依据。牙膏的功效宣称评价应当符合法律、法规、强制性国家标准、技术规范和国家药监局规定的质量安全和功效宣称评价有关要求，保证功效宣称评价结果的科学性、准确性和可靠性。对普通人群使用的牙膏，可宣称：清洁、防龋、抗牙本质敏感、抑牙菌斑和减轻牙龈问题；对适用于年龄在12岁以下（含12岁）的儿童牙膏，可以宣称的功效类别仅限于清洁、防龋。

第四章

熟悉药品、医疗器械、化妆品使用安全知识

一 处方药和非处方药购买、使用有何差异？

处方药和非处方药在购买和使用方面，有明显差异，见表 6。

表 6　处方药与非处方药购买和使用差异

项目	处方药	非处方药
专有标识	无	OTC 标识
疾病类型	较重病症，由医师确诊	轻微或缓解病症
购药方式	凭医师处方购买	消费者自行选购
使用方法	须在医师指导下使用	按说明使用或在药师指导下使用
用药安全性	容易产生不良反应	毒副作用小、安全性高

用药小贴士：虽然非处方药安全性高、使用方便，消费者可以自行选购，但也应是基于患者对自身疾病症状有着准确判断后，在用药安全的前提下购买的，决不能在病因、诊断不明确的情况下，凭感觉购药、盲目用药，尤其是处于妊娠期的妇女、婴幼儿、老人以及患有其他疾病正在服药的患者等特殊人群，一定要重视向药师或医师咨询和指导，严格遵循药品说明书用药，不可自行增加剂量或服药次数。牢记，是药三分毒，用药需谨慎。

家庭过期药品如何处理？

过期药品是指超过有效期的药品。例如，一盒药品标示有效期至 2019 年 12 月，这意味着 2020 年 1 月 1 日该药品就变为过期药品了。

值得注意的是，药品的有效期是建立在规定的贮存条件下保证药品质量的期限，一旦贮存条件发生变化，药品有效期也会随之变化。例如规定在冰箱冷藏环境的药品，在常温下保存，其有效期就会缩短。

另外，对于那些多剂量包装的药品而言，如瓶装的糖浆、大部分眼用制剂的滴眼液、软膏剂等，一旦打开内包装或开瓶后，其原有的稳定性发生变化，就不能按原有的有效期来使用，需要及时使用。比如一般眼药水的有效期是 1 年或 2 年，但是开封后，使用期限最好不要超过 1 个月。

药品过期后会出现效价降低、毒性增加，不能保障药品的有效性和安全性。根据《药品管理法》的规定，超过有效期的药品为劣药。因此对于过期药品，坚决不能使用，不能随意丢弃（如某些药品丢到马桶或洗碗、洗脸的水槽，会造成水源污染），更不能转卖给所谓的药品回收人员，避免不法分子将过期药物当成新药品销售带来危害。

根据《国家危险废物名录》（2021 年版）附录《危险废物豁免管理清单》规定，家庭日常生活或者为日常生活提供服务的活动中产生的废药品属于生活垃圾中的危险废物，只要未集中收集，上述废药品可不按危险废物管理，按照生活垃圾处理。

住房和城乡建设部等9部门在46个重点城市先行先试的基础上，于2019年4月26日印发《关于在全国地级及以上城市全面开展生活垃圾分类工作的通知》，决定自2019年起在全国地级及以上城市全面启动生活垃圾分类工作，"废药品及其包装物"按有害生活垃圾回收。因此如果家庭过期药品没有被分类集中收集，可以破坏药品包装盒后，随生活垃圾分散丢弃、分类回收，相对风险较小。家庭过期药品如果送至正规回收点进行统一回收，需集中进行无害化处理，以减少对环境产生的危害。

最后还是建议，老百姓按需理性购买药品，合理备药、不囤药，减少药品浪费。

家庭用药安全知识有哪些？

（一）没有症状不要吃药

退热药、感冒药、止咳药、化痰药都不能预防疾病，只能缓解症状。在没有症状时，切不可盲目服药。虽然很多药品都是非处方药，但不当使用也会出现副作用，容易造成肝肾功能损伤。

（二）退烧药与复方感冒药不要一起吃

退烧药不可与复方感冒药、含对乙酰氨基酚的中成药同时服用，随意混用会增加药物过量的风险。

（三）多种退烧药不要重复吃

例如对乙酰氨基酚和布洛芬同属于一类解热镇痛药，同时使用可能会导致急性肝衰竭。

（四）不要超剂量用药

过量的药物不仅不能缓解症状、加速康复，还会导致更多的毒副作用。例如过量的对乙酰氨基酚可导致急性肝衰竭。

（五）不要超次数用药

药物有不同的起效时间和半衰期，应严格根据药物特征按时间间隔服用药物尤其退烧药，切忌因为高烧不退时反复多次使用。

（六）退烧药、感冒药吃后别喝酒

乙醇可增加右美沙芬的中枢抑制作用，服用对乙酰氨基酚期间饮酒，会损害肝脏，服用此类药物期间应避免饮酒或含乙醇的饮料。服用布洛芬期间饮酒或吸烟还可能增加发生胃肠道出血的风险，应避免饮酒或抽烟。特别提醒：在饮酒后3天内不宜应用头孢类药物。用药7天内不能饮酒，同时禁用含有酒精的药品及食品，例如吃酒心巧克力，服用藿香正气水，使用辅料含有乙醇的注射剂，以及使用乙醇处理皮肤。大部分头孢类药物都含有类似双硫仑化学结构的甲硫四氮唑基团，若在服药前后饮酒，可能会导致双硫仑样反应，出现面部潮红、心悸、眩晕、呼吸困难甚至休克的症状。一旦出现双硫仑样反应，应及时停药和停用含乙醇类制品，轻者可自行缓解，较重者需送医院吸氧及对症治疗。此外，硝咪唑类药物，如甲硝唑、替硝唑与乙醇也可能发生双硫仑样反应，应分开使用。

（七）部分感冒药吃后别开车

如出现流鼻涕等症状，服用了氯苯那敏、氯雷他定等药物，请不要驾驶汽车或高空作业。

（八）特殊人群吃退烧药要注意

婴儿和孕妇：为了降低风险，6个月以下的婴儿、孕妇需避免服用布洛芬，退烧药只选择对乙酰氨基酚。3个月以内婴儿发热不推荐用药，症状严重者需及时前往医院就诊。

老年人：如果有胃肠、肾脏问题，有溃疡，炎性肠病史的患者，最好选择对乙酰氨基酚。

医疗器械有哪些常见认识误区

误区一：医疗器械都是高风险的，医疗器械只有医院才能有，需要医务人员才能使用。其实，依据风险程度，国家将医疗器械分为三类，其中第一类医疗器械的风险程度比较低，公众通过一定的学习和查阅说明书就可以保障使用的基本安全，很多产品可以个人自用。第二类医疗器械中也有一部分产品可以个人自用，第三类医疗器械使用风险高，少部分可以个人自用（如隐形眼镜），但应严格按照产品注册证书适用范围和说明书要求使用。

误区二：非医疗器械当成医疗器械，如一些健身、瘦身、增高及保健类产品，被当作医疗器械。非医疗器械都没有医疗器械备案编号或者注册证编号，从这一点就可以明显区别开来。

误区三：只要是医疗器械，都比非医疗器械更有利于健康。两者不具有可比性。医疗器械是特殊产品，其生产和销售需要经过严格的监督管理，其具有一定的使用功能和适应人群；适应人群范围外的，不宜使用该医疗器械。非医疗器械的适应范围更为广泛，其主要功能不是针对医疗目的，而是产品各自的功效。

五 选购个人自用医疗器械有何技巧？

从体温计、血糖仪、血压计、退热贴、医用棉签，到老年人使用的轮椅等，都属于可以个人自用的医疗器械。

在购买个人自用医疗器械前，要仔细阅读产品说明书，询问销售人员或医生，弄清产品的作用机制、适用范围、使用方法、注意事项、禁忌症等，根据专业人员的建议和自身情况选择购买和使用。购买时要注意以下三点。

一是查看经营者资质。要到正规药店或医疗器械经营企业购买，并验看其是否具备《医疗器械经营许可证》（或经营备案凭证）和《营业执照》等合法资质，售后服务是否有保障。

二是查看产品资质。医疗器械产品应具备《医疗器械注册证》（或产品备案凭证），《医疗器械生产许可证》（或生产备案凭证）。如果需要辨别真假，可以登录国家药监局网站医疗器械查询栏目，输入注册证编号、产品名称等信息查询。特别提醒，有一些普通商品宣传治疗功效混淆视听，如增高仪、减肥仪等，日常健身的健身器材以及一些含保健功能的衣服、帽子、鞋、袜、手镯、耳环等并不属于医疗器械。

三是要索取发票。消费者在购买医疗器械时一定要索取购物发票。正式发票是购买凭证，在产品保修、质量投诉中用处很大，一些搞非法销售的往往没有正式票据，所以千万不能图省事贪便宜。

六 网上购买药品、医疗器械注意事项有哪些？

（一）药品

网上购药方便快捷，但是网络的隐蔽性也给药品的安全带来了潜在风险。那么，网购药品要注意什么呢？

1. 选择正规的购药平台

确认药品网络交易第三方平台是否具备正规的购药平台资质，只需查看网站主页显著位置是否标注《互联网药品信息服务资格证书》的编号，以及在其网站首页或者从事药品经营活动的主页面显著位置是否持续公示药品网络交易第三方平台备案等信息或者上述信息的链接标识即可（图27）。

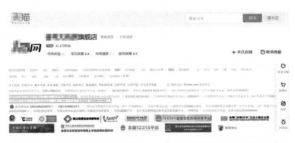

图27　药品网络交易第三方平台资质信息位置示例

2. 选择有经营资质的药品网络零售企业

跟线下售药一样，入驻平台的药品零售企业网上售药也必须取得《药品经营许可证》，并在许可证经营范围内和有效期内经营药品。确认入驻平台药品零售企业资质，查看网站首页或者经营活动的主页面显著位置是否持续公示《药品经营许可证》。

3. 查证药品

确认药品是否有批准文号，可登录国家药监局官方网站"药品"数据查询栏目查验，输入药品名称、批准文号、生产企业等信息进行核对。具体药品信息查证路径，详见第一章第八节内容。

4. 网购药品需谨慎

特殊商品不支持七天无理由退换货。《药品经营质量管理规范》规定，除药品质量原因外，药品一经售出，不得退换。

5. 其他

请勿从无资质的商家或者个人处购买药品，比如通过 QQ 聊天、微信聊天、私人朋友圈以及不具有官方药品销售平台的短视频等途径购药。部分产品宣称能治疗多种疑难杂症，或者含有"药到病除"等绝对化用语的，或者宣传治愈率、有效率等信息的，请谨慎购买，避免上当受骗。如发现无合法资质网售药品、无处方销售处方药等违法违规行为，请及时向所在地药品监督管理部门报告。

（二）医疗器械

消费者到医疗器械网络交易服务第三方平台购买医疗器械，可以通过查验其网站主页显著位置标注的《互联网药品信息服务资格证》《医疗器械网络交易服务第三方平台备案凭证》的证书编号，来确保销售平台的正规性。通过查看医疗器械经营许可证件或者经营备案凭证来验证入驻平台网销的医疗器械（第三类或第二类）零售企业的资质；可以通过到国家药监局官网查询医疗器械注册证编号或者产品备案凭证编号来验证产品的合法性，具体信息查询路径，详见第二章第四节内容。

注意不要轻信未经审查发布的医疗器械短视频广告，更不要随意点击该类视频广告链接购买医疗器械。个人网购医疗器械应在专业人员指导下，按照说明书的规定自行使用，个人不得利用医疗器械开展诊疗活动，更不得转卖他人。

如何区分药品与其他产品？

（一）药品与医疗器械（特别是含药物成份）的区别

药品与医疗器械的共同属性是用于疾病

的诊断、预防和治疗。但是两者最大的区别在于作用原理的不同，药品的疗效主要靠的是作用于人体后的药理作用、免疫学或者代谢的作用。医疗器械的效用主要通过物理等方式获得，而不是通过药理学、免疫学或者代谢的方式获得，或者虽然有这些方式参与但是只起辅助作用（指某些药械结合的医疗器械，例如药物支架等）。因此，判断一个产品是药品还是医疗器械，主要是看产品效用是通过物理学方式还是药理学、免疫学或代谢的方式获得。

1. 对于产品中由药品起主要作用、医疗器械起辅助作用的，按药品管理。如预罐装药品的注射器是通过药品进行治疗，注射器只是输注工具，这个产品属于药品。

2. 对于产品中由医疗器械起主要作用、药品起辅助作用的，按医疗器械管理。如含药的心血管支架主要是通过物理学方式解决血管狭窄问题，而支架表面的药品用来防止血管再狭窄，这个产品属于医疗器械。此外，带抗菌涂层的导管、含药避孕套、含药节育环等均属于医疗器械。

3.含抗菌、消炎药品的创可贴按药品管理。

4.中药外用贴敷类产品作为传统的中药外用贴敷剂，按药品管理。

（二）药品与保健食品的区别

根据《中华人民共和国食品安全法释义》，保健食品是指声称具有保健功能或者以补充维生素、矿物质等营养物质为目的的食品，即适宜于特定人群食用，具有调节机体功能，不以治疗疾病为目的，并且对人体不产生任何急性、亚急性或慢性危害的食品。药品与保健食品在使用目的、使用方法上均有显著差别。

使用目的不同。保健食品是食品，而不是药品，不能替代药物，其功能性和安全性介于药品和普通食品之间，具有调节身体机能、缓解人体亚健康状态的作用，不具有预防和治疗功能。选购保健食品要到正规的商场、超市、药店等经营企业购买，要认清认准产品包装上的保健食品标志，俗称"蓝帽子"（见图28），并依据其功能及适宜人群有针对性地选择，按标签说明书的要求食用，切忌盲目购买和使用。

图28　保健食品标志（蓝帽子）

使用方法不同。保健食品仅口服使用，药品可以注射、涂抹等方法使用。

消费者特别是中老年人、疾病患者，要辨别药品与保健食品，切勿听信不法商家对保健食品的虚假广告和夸大宣传，更不要将保健食品用于治疗疾病。

（三）药品与兽药、农药的区别

兽药是指用于预防、治疗、诊断动物疾病或者有目的地调节动物生理机能的物质；农药是指用于预防、控制危害农业、林业的病、虫、草、鼠和其他有害生物以及有目的地调节植物、昆虫生长的化学合成或者来源于生物、其他天然物质的一种物质或者几种物质的混合物及其制剂。常见兽药与农药示例，如图 29 所示。

如果产品标签、说明书、宣传材料等注明用于畜禽、宠物等动物，预防控制虱、蚤等寄生虫，目的是保护畜禽、宠物等动物健康，则属于兽药范畴，按照兽药管理。如果产品注明用于预防控制危害农业、林业的病、虫、草、鼠等有害生物以及蚊、蝇、蜚蠊、蚁等害虫，则属于农药范畴，按照农药管理。因此，药品与兽药、农药可以通过产品的功能用途、使用场所、保护对象等来区分界定。

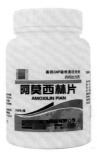 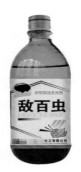

A 兽药示例   B 农药示例

图 29　常见兽药与农药示例

八 如何区分化妆品与其他产品？

区分化妆品与其他类产品的关键在于它们的主要用途和作用机制、标识以及对安全性和有效性的要求不同。特别注意的是，化妆品只能施用于人体表面，不得食用或注射。

（一）化妆品与药品（特别是外用药品）的区别

使用目的和安全性要求不同。化妆品以清洁、美容修饰为主；药品是指用于预防、治疗、诊断人的疾病，有目的地调节人的生理机能并规定有适应症或者功能主治、用法和用量的物质，包括中药、化学药和生物制品等。化妆品应具有高度的安全性，对人体不允许产生任何刺激或损伤；而药品在一定范围内是允许药品不良反应的。

使用方式不同。化妆品以涂擦、喷洒为主，作用于人体表面，而药品可外用、内服或注射等。容易与化妆品混淆的外用药品，在药盒上会标注一个"外"字（见图30），提示该药只能外用，不可内服、注射、滴入或吸入。

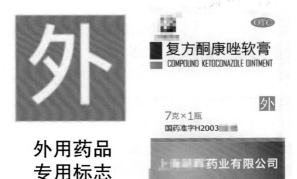

图 30　外用药品标志及示例

使用对象不同。化妆品的使用对象是皮肤健康人群，而外用药品的使用对象是有病症人群。

需要注意的是，在我国法规层面并没有药妆品的概念和界定，对于以化妆品名义注册或备案的产品，宣称"药妆""医学护肤品"等"药妆品"概念的，属于违法行为。

（二）化妆品与消毒产品的区别

消毒产品包括消毒剂、消毒器械（含生

物指示物、化学指示物和灭菌物品包装物）、卫生用品和一次性使用医疗用品，如84消毒液、75%医用酒精、碘伏消毒液、卫生湿巾、女性生理期卫生用品等。消毒产品也就是我们俗称的"消字号"产品，是经卫生部门审核批准，具有卫生批号的外用卫生消毒用品。消毒产品外包装上应标注有生产厂家的卫生许可证号（见图31）。消毒产品生产企业卫生许可证编号格式为:（省、自治区、直辖市简称）卫消证字（发证年份）第XXXX号。"消字号"产品在剂型上没有明确要求，膏、霜、乳、胶类等均可生产，但在功能上应围绕消毒抑菌展开，虽然部分产品在消毒和抑菌的基础上具有清洁功能，但不能宣称有护肤功效。消费者区分消毒产品与化妆品，最便捷的方法就是识别消毒产品包装上的标注为"卫消证字"，而化妆品包装标注的是"国妆特字、国妆特进字、国妆特制字、G妆网备字、国妆网备进字、国妆网备制字"等"妆"字号。

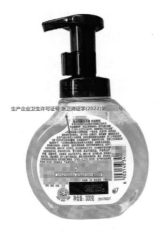

生产企业卫生许可证号：浙卫清证字(2022)第

图 31　常见消毒产品示例

（三）化妆品与医疗器械产品的区别

化妆品和医疗器械属于不同种类的产品，其使用场景和使用目的截然不同。随着医疗美容行业的快速发展，市场上出现了所谓的"械字号"化妆品，通常标识的产品注册证编号为"×械注准"或者"×械备"等）。如"械字号面膜"实质上是医用敷料，属于医疗器械范畴。医用敷料可以与创面直接或间接接触，具有吸收创面渗出液、支撑器官、防粘连或者为创面愈合提供适宜环境等医疗作用，能帮助患者在接受医美治疗后康复。有些不法商家打擦边球，宣称这些产品具有护肤功效，向消费者销售。按照医疗器械管理的医用敷料命名应当符合《医疗器械通用名称命名规则》要求，不得含有"美容""保健"等宣称词语，不得含有夸大适用范围或者其他具有误导性、欺骗性的内容。所以，不存在所谓的"械字号"化妆品，"械字号"产品即医疗器械产品，如果商家将医疗器械宣称为化妆品，则是违法行为。

第五章

认识零售药店

零售药店的开办条件有哪些?

(一)零售药店从事药品零售活动

零售药店从事药品零售活动,应当具备以下条件。

(1)经营处方药、甲类非处方药的,应当按规定配备与经营范围和品种相适应的依法经过资格认定的药师或者其他药学技术人员。只经营乙类非处方药的,可以配备经设区的市级药品监督管理部门组织考核合格的药品销售业务人员。

(2)有与所经营药品相适应的营业场所、设备、陈列、仓储设施以及卫生环境;同时经营其他商品(非药品)的,陈列、仓储设施应当与药品分开设置；在超市等其他场所从事药品零售活动的，应当具有独立的经营区域。

（3）有与所经营药品相适应的质量管理机构或者人员，企业法定代表人、主要负责人、质量负责人等符合规定的条件；法定代表人、主要负责人对药品经营活动全面负责，主要负责人全面负责药店日常管理，负责配备专门的质量负责人；质量负责人全面负责药品质量管理工作，保证药品质量。

（4）有保证药品质量的质量管理制度、符合质量管理与追溯要求的信息管理系统，符合药品经营质量管理规范要求。

此外，申请经营血液制品、细胞治疗类生物制品的药品零售企业，应当具备与经营品种相适应的质量保证能力和产品信息化追溯能力。经营细胞治疗类生物制品的药品零售企业还应当具备与指定医疗机构电子处方信息互联互通的条件，配备的执业药师应当具有临床医学、预防医学、免疫学、微生物学等专业本科以上学历，并经过相关产品上市许可持有人培训考核。

（二）零售药店从事医疗器械零售活动

零售药店从事医疗器械零售活动，应当具备下列条件。

（1）与经营范围和经营规模相适应的质量管理机构或者质量管理人员，质量管理人员应当具有相关专业学历或者职称。

（2）与经营范围和经营规模相适应的经营场所。

（3）与经营范围和经营规模相适应的贮存条件。

（4）与经营的医疗器械相适应的质量管理制度。

（5）与经营的医疗器械相适应的专业指导、技术培训和售后服务的质量管理机构或者人员，如小型家用医疗器械的售后服务。

零售药店经营医疗器械可以在符合药品经营质量管理的计算机信息管理系统中增加医疗器械经营质量管理的模块。

二 零售药品、医疗器械需要哪些资质？

（一）零售药品所需资质证明文件

零售药店从事药品零售活动，应当在取得营业执照后，经所在地县级以上地方人民政府药品监督管理部门批准，取得药品经营许可证（见图 32）。无药品经营许可证的，不得经营药品。

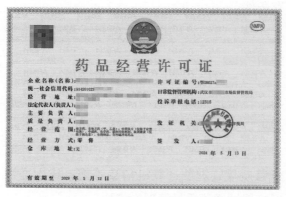

图 32　药品经营许可证示例

（二）经营医疗器械所需的资质证明文件

根据我国《医疗器械经营监督管理办法》相关规定，经营第一类医疗器械不需许可和备案。经营第二类医疗器械应向所在地设区的市级人民政府负责药品监督管理的部门备案，获取经营备案编号（见图33）。而经营对产品安全性、有效性不受流通过程影响的第二类医疗器械（如电子血压计、避孕套等），可以免于经营备案（免于经营备案的第二类医疗器械产品目录详见表7）。经营第三类医疗器械应当向所在地设区的市级人民政府负责药品监督管理的部门申请经营许可，获批《医疗器械经营许可证》（见图34）后方可经营。如果是医疗器械注册人、备案人，在其住所或者生产地址销售其注册、备案的医疗器械，无需办理医疗器械经营许可或者备案。梳理医疗器械经营备案/许可要求，如表8所示。

第二类医疗器械经营备案凭证

备案号：鄂汉食药监械经营备 2019▇▇▇

企业名称	▇▇▇▇有限公司
法定代表人	▇▇
企业负责人	▇▇
经营方式	批发
住　所	武汉市▇▇▇▇▇▇
营业场所	武汉市▇▇▇▇▇▇
库房地址	武汉市▇▇▇▇▇▇
经营范围	2002/2012 版：Ⅱ类：6801 基础外科手术器械；6802 显微外科手术器械；6803 神经外科手术器械；6804 眼科手术器械；6805 耳鼻喉科手术器械；6806 口腔科手术器械；6807 胸腔心血管外科手术器械；6808 腹部外科手术器械；6809 泌尿肛肠外科手术器械；6810 矫形外科（骨科）手术器械；6812 妇产科用手术器械；6813 计划生育手术器械；6815 注射穿刺器械 6816 烧伤（整形）科手术器械；6820 普通诊察器械；6821 医用电子仪器设备；6822 医用光学器具、仪器及内窥镜设备；6823 医用超声仪器及有关设备；6824 医用激光仪器设备；6825 医用高频仪器设备；6826 物理治疗及康复设备；6827 中医器械；6828 医用磁共振设备；6830 医用 X 射线设备；6831 医用 X 射线附属设备及部件；6832 医用高能射线设备；6833 医用核素设备；6834 医用射线防护用品、装置；6840 临床检验分析仪器（诊断试剂除外）；6840 临床检验分析仪器及诊断试剂（诊断试剂不需低温冷藏运输贮存）；6840 临床检验分析仪器及诊断试剂（诊断试剂需低温冷藏运输贮存）；6841 医用化验和基础设备器具；6845 体外循环及血液处理设备；6846 植入材料和人工器官；6854 手术室、急救室、诊疗室设备及器具；6855 口腔科设备及器具；6856 病房护理设备及器具；6857 消毒灭菌设备及器具；6868 医用冷疗、低温、冷藏设备及器具；6863 口腔科材料；6864 医用卫生材料及敷料；6865 医用缝合材料及粘合剂；6866 医用高分子材料及制品；6870 软件；6877 介入器材 ***；2017 版：01、02、03、04、05、06、07、08、09、10、11、12、13、14、15、16、17、18、19、20、21、22

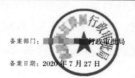

备案部门：▇▇▇▇▇▇▇政审批局

备案日期：2020 年 7 月 27 日

图 33　第二类医疗器械经营备案凭证示例

表 7　免于经营备案的第二类医疗器械产品目录

序号	产品名称	用途	目录名称
1	电子血压计	用于在手臂或手腕部位测量患者血压	07 医用诊察和监护器械
2	水银血压表	用于在手臂或手腕部位测量患者血压	07 医用诊察和监护器械
3	无菌医用脱脂棉	用于对皮肤、创面进行清洁处理	14 注输、护理和防护器械
4	医用脱脂纱布	用于吸收手术过程中的体内渗出液，手术过程中承托器官、组织等	14 注输、护理和防护器械
5	脱脂棉纱布	用于吸收手术过程中的体内渗出液，手术过程中承托器官、组织等	14 注输、护理和防护器械
6	避孕套	用于生殖道局部范围内，用物理方法（机械阻挡）不让精子到达子宫口处，以此阻断精子和卵子相遇而达到避孕目的	18 妇产科、辅助生殖和避孕器械
7	避孕帽	用于生殖道局部范围内，用物理方法（机械阻挡）不让精子到达子宫口处，以此阻断精子和卵子相遇而达到避孕目的	18 妇产科、辅助生殖和避孕器械

序号	产品名称	用途	目录名称
8	电动轮椅	用于行动障碍患者转运、行走功能补偿	19 医用康复器械
9	手动轮椅	用于行动障碍患者转运、行走功能补偿	19 医用康复器械
10	血糖分析仪	与适配试剂配合使用，用于人体样本中待测物的定性和 / 或定量分析	22 临床检验器械
11	自测用血糖监测系统（血糖试纸）	产品用于定量检测新鲜毛细血管全血中的葡萄糖浓度（如可用于静脉血、动脉血、新生儿血检测也可进行详细描述），检测部位可以是手指、手掌及上臂等。只用于监测糖尿病人血糖控制的效果，而不能用于糖尿病的诊断和筛查，也不能作为治疗药物调整的依据	6840 体外诊断试剂

序号	产品名称	用途	目录名称
12	人绒毛膜促性腺激素检测试剂（妊娠诊断试纸）	运用双抗体夹心免疫胶体金层析等技术实现对人尿液中人绒毛膜促性腺激素体外定性检测，不可用于滋养细胞肿瘤的检测	6840 体外诊断试剂
13	促黄体生成素检测试剂（排卵检测试纸）	通过定性或半定量检测女性尿液中促黄体生成素的水平，以预测排卵时间，用于指导育龄女性选择最佳受孕时机或指导安全期避孕	6840 体外诊断试剂

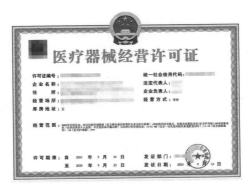

图 34　医疗器械经营许可证示例

表 8　医疗器械经营备案 / 许可要求

监管类别	第一类医疗器械	第二类医疗器械	第三类医疗器械	医疗器械注册人、备案人经营其注册、备案的医疗器械
备案 / 许可要求	免于备案或许可	备案（对产品安全性、有效性不受流通过程影响的第二类医疗器械，免予经营备案）	许可	免于备案或许可

（三）药品、医疗器械网络零售所需资质条件

随着"互联网＋医药"的深度融合，以及网售药品和医疗器械利好政策的加持，越来越多的药品和医疗器械经营企业（如药店）开办了药品和医疗器械网络零售业务。其程序为，从事药品网络零售的药品经营企业（零售药店）应当向所在地市县级药品监督管理部门报告企业名称、网站名称、应用程序名称、IP 地址、域名、药品经营许可证等信

息。该药品网络零售企业应当在网站首页或者经营活动的主页面显著位置，持续公示其药品经营许可证信息。药品网络零售企业还应当展示依法配备的药师或者其他药学技术人员的资格认定等信息。

从事医疗器械网络销售的经营者，应当将从事医疗器械网络销售的相关信息告知所在地设区的市级人民政府负责药品监督管理的部门，经营第一类医疗器械和按照国家药监局规定可以免于经营备案的第二类医疗器械除外。从事医疗器械网络销售的企业，应当在其主页面显著位置展示其医疗器械生产经营许可证件或者备案凭证，产品页面应当展示该产品的医疗器械注册证或者备案凭证。企业自建网站销售药品和医疗器械的，还应当依法取得《互联网药品信息服务资格证书》（见图35）。

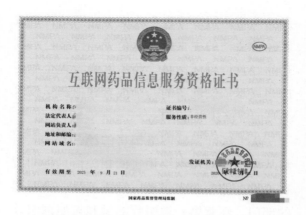

互联网药品信息服务资格证书

机构名称：	证书编号：
法定代表人：	服务性质：非经营性
网站负责人：	
地址和邮编：	
网站域名：	
	发证机关：
有效期至 2025 年 9 月 21 日	

国家药品监督管理局监制

图35 互联网药品信息服务资格证书示例

零售药店经营范围有什么要求？

开办零售药店应当核定经营类别，并在经营范围中予以明确。经营类别分为处方药、甲类非处方药、乙类非处方药。零售药店应当按照药品经营许可证上标明的经营范围销售药品，零售药店的经营范围有以下要求。

（1）药品零售药店经营范围包括中药饮片、中成药、化学药、第二类精神药品、血液制品、细胞治疗类生物制品及其他生物制品等。其中第二类精神药品、血液制品、细胞治疗类生物制品经营范围的核定，按照国家有关规定执行。

（2）药品零售企业经营罂粟壳中药饮片的，应当在"中药饮片"经营范围中予以单独标注，如"中药饮片（含罂粟壳）"。药品零售企业经营毒性中药饮片的，应当在"中药饮片"经营范围中予以单独标注，如"中药饮片（含毒性中药饮片）"。

（3）药品经营企业经营冷藏、冷冻药品的，应当在经营范围项下分别予以标注，如"化学药（含冷藏、冷冻药品）"或者"化学药（含冷藏药品）"。

（4）药品零售连锁门店的经营范围不得超过药品零售连锁总部的经营范围。药品零售连锁总部的药品经营许可证，应当在经营方式下注明"零售（连锁总部）"。

此外，零售药店从事第三类医疗器械经营的，其《医疗器械经营许可证》列明的经营范围应当按照医疗器械分类目录中规定的"管理类别、类代号"名称确定，并按照列明的经营范围开展经营活动。

四 零售药店从业人员有哪些要求?

(一)从业人员资格要求

零售药店从业人员不得有相关法律法规禁止从业的情形,资格要求如下。

(1)零售药店法定代表人或者企业负责人应当取得执业药师资格证书和执业药师注册证(图36)。

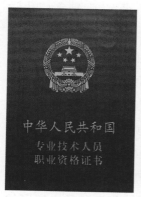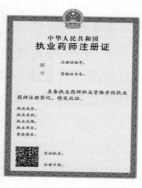

图36 执业药师资格证和注册证示例

(2)药品质量管理、验收、采购人员应当具有药学或者医学、生物、化学等相关专业学历或者具有药学专业技术职称。从事中药饮片质量管理、验收、采购人员应当具有中药学中专以上学历或者具有中药学专业初级以上专业技术职称。

（3）营业员应当具有高中以上文化程度或者符合省级药品监督管理部门规定的条件。中药饮片调剂人员应当具有中药学中专以上学历或者具备中药调剂员资格。

（4）涉及医疗器械零售的，企业负责人、企业质量负责人和质量管理人员应当熟悉医疗器械法规和所经营医疗器械的相关知识，并符合规定的资格要求；第三类医疗器械经营企业质量负责人应当具备医疗器械相关专业（包括医疗器械、生物医学工程、机械、电子、医学、生物工程、化学、药学、护理学、康复、检验学、计算机、法律、管理学等专业，下同）大专及以上学历或者中级及以上专业技术职称，并具有3年及以上医疗器械经营质量管理工作经历；医疗器械质量管理人员应当具有相关专业学历或者职称；从事角膜接触镜、助听器等其他有特殊要求的医疗器械零售的，应当配备具有相关专业或者职业资格的人员。

（二）健康要求

零售药店从业人员的健康要求如下：应当对直接接触药品、医疗器械岗位的人员进行岗前及年度健康检查，并建立健康档案。患有传染病或者其他可能污染药品的疾病的，不得从事直接接触药品的工作。身体条件不符合相应医疗器械岗位特定要求、影响质量判定或者医疗器械质量安全的，不得从事相关工作。

（三）培训要求

零售药店各岗位人员应当接受相关法律法规及药品、医疗器械（如有）专业知识与技能的岗前培训和继续培训。如销售特殊管理的药品、国家有专门管理要求的药品、需冷藏、冷冻管理的药品和医疗器械，从业人员应掌握相关法律法规和专业知识。培训工作应当做好记录并建立档案。

零售药店应配备的设施设备及卫生环境有何要求？

1. 零售药店的营业场所

零售药店的营业场所应当具有相应设施或者采取其他有效措施，避免药品受室外环境的影响，并做到宽敞、明亮、整洁、卫生。营业场所应当有以下营业设备。

（1）货架和柜台。

（2）监测、调控温度的设备（如温湿度计，见图37）。

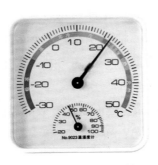

图37 温湿度计示例

（3）经营中药饮片的，有存放饮片和处方调配的设备。

（4）需要冷藏、冷冻管理药品或医疗器械的，有专用冷藏设备（如冷藏柜、冰箱等），专用冷藏设备应当经过验证并具有温度显示和监测功能。

（5）经营第二类精神药品、毒性中药品种和罂粟壳的，有符合安全规定的专用存放设备。

（6）药品拆零销售所需的调配工具、包装用品；经营可拆零医疗器械的，应当配备拆零销售所需的工具、包装用品，拆零的医疗器械标签和说明书应当符合有关规定。

2. 零售药店的库房

零售药店设置库房的，应当做到库房内墙、顶光洁，地面平整，门窗结构严密；有可靠的安全防护、防盗等措施。仓库应当有以下设施设备。

（1）药品与地面之间有效隔离的设备。

（2）避光、通风、防潮、防虫、防鼠等设备。

（3）有效监测和调控温湿度的设备。

（4）符合储存作业要求的照明设备。

（5）验收专用场所。

（6）不合格药品专用存放场所。

（7）经营冷藏药品的，有与其经营品种及经营规模相适应的专用设备。

六 药品、医疗器械购销管理要注意什么？

（一）药品

药品购销活动包括药品采购、验收、销售，药品的购销管理要注意以下事项。

（1）应当从药品上市许可持有人或者具有药品生产、经营资格的企业购进药品；但是，购进未实施审批管理的中药材除外。

（2）药品零售连锁企业应当由总部统一采购药品，统一配送至下辖连锁门店。药店购进药品，应当建立并执行进货检查验收制度，验明药品合格证明（见图38）和其他标识；不符合规定要求的，不得购进和销售。

（3）药店购销药品，应当有真实、完整的购销记录。购销记录应当注明药品的通用名称、剂型、规格、产品批号、有效期、上市许可持有人、生产企业、购销单位、购销数量、购销价格、购销日期及国务院药品监督管理部门规定的其他内容。购销记录应当完整准确，不得编造和篡改。药店销售药品时，应当开具符合要求的销售凭证。

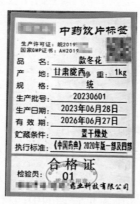

图38 药品合格证明示例

（4）购销活动中的有关资质材料和购销凭证、记录保存不得少于5年，且不少于药品有效期满后1年。

（5）销售特殊管理的药品和国家有专门管理要求的药品（国家对蛋白同化制剂、肽类激素、含特殊药品复方制剂等品种实施特殊监管措施），应当严格执行国家有关规定。

例如销售含麻黄碱类复方制剂（见图39），应当设置专柜由专人管理、专册登记。查验购买者的身份证，并对其姓名和身份证号码予以登记。除处方药按处方剂量销售外，一次销售不得超过2个最小包装，不得通过互联网销售。此类药品如果从药用渠道流失，易被滥用或被用于提取制毒，造成不良影响，严重危害公众健康安全。

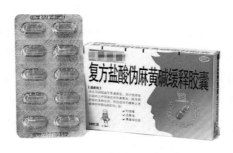

图39　含麻黄碱类复方制剂示例

（6）药店零售药品应当准确无误，并正确说明用法、用量和注意事项；药店营业时间内，依法经过资格认定的药师或者其他药学技术人员不在岗时，应当挂牌告知。未经依法经过资格认定的药师或者其他药学技术人员审核，不得销售处方药。

（二）医疗器械

（1）医疗器械零售企业应当从具有合法资质的医疗器械注册人、备案人、经营企业购进医疗器械，不得经营未依法注册或者备案、无合格证明文件以及过期、失效、淘汰的医疗器械；禁止进口、销售过期、失效、淘汰等已使用过的医疗器械。

（2）从事第三类医疗器械零售业务的企业，应当制定购货者资格审核制度及销售记录制度。医疗器械零售企业应当给消费者开具销售凭据，记录医疗器械的名称、型号、规格、医疗器械注册人、备案人和受托生产企业名称、注册证编号或者备案编号，生产批号或者序列号、数量、单价、金额，零售企业名称、经营地址、电话、销售日期等，以方便进行质量追溯。

（3）医疗器械零售企业应根据采购合同、协议等约定要求提供相应的售后服务，在营业场所公布售后服务电话，设置顾客意见簿，及时处理顾客医疗器械质量安全投诉；应加强对退货产品的管理，防止混入不符合法定要求的医疗器械，并按要求生成退货记录；应当协助医疗器械注册人、备案人对所经营的医疗器械开展不良事件监测，并按规定报告。

 七

处方药登记、销售的流程是什么？

企业应当按照国家有关规定配备执业药师，负责处方审核，指导合理用药。具体流程如下。

（1）执业药师审核处方，应当认真逐项检查处方前记、正文和后记书写是否清晰、完整，并确认处方的合法性，并对处方用药的适宜性进行审核。处方示例见图40。

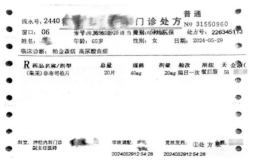

图40　处方示例

（2）处方经执业药师审核后方可调配。对处方所列药品不得擅自更改或者代用，对有配伍禁忌或者超剂量的处方，应当拒绝调配，必要时，经处方医师更正或者重新签字确认，方可调配。

（3）调配处方后经过核对方可销售。处方审核、调配、核对人员应当在处方上签字或者盖章，并按照有关规定保存处方或者其复印件。

（4）开具销售凭证。内容包括药品通用名称、药品上市许可持有人（中药饮片标明生产企业、产地）、产品批号、剂型、规格、销售数量、销售价格、销售日期、销售企业名称等，并做好销售记录。药店销售凭证示例见图41。

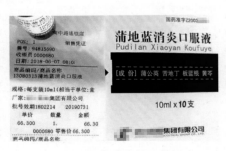

图41　药店销售凭证示例

通过网络向个人销售处方药的，应当确保处方来源真实、可靠，并实行实名制。药品网络零售企业应当与电子处方提供单位签订协议，并严格按照有关规定进行处方审核调配，对已经使用的电子处方进行标记，避免处方重复使用。

药品拆零销售有何要求？

药品拆零销售是指将最小包装拆分销售的方式，以药品服用单位进行销售，例如"片""板""颗""粒"。液体、喷雾药品制剂受条件限制，一般不进行拆零销售。药品拆零销售应当符合以下要求。

（1）负责拆零销售的人员经过专门培训。

（2）拆零的工作台及工具保持清洁、卫生，防止交叉污染。

（3）做好拆零销售记录，内容包括拆零起始日期、药品的通用名称、规格、批号、生产厂商、有效期、销售数量、销售日期、分拆及复核人员等。

（4）拆零销售应当使用洁净、卫生的包

装，包装上注明药品名称、规格、数量、用法、用量、批号、有效期以及药店名称等内容。

（5）提供药品说明书原件或者复印件。

（6）拆零销售期间，保留原包装和说明书。

九 禁止零售的药品有哪些？

根据《药品经营和使用质量监督管理办法》（国家市场监督管理总局令 第84号）第三十六条规定，药品经营企业不得经营疫苗、医疗机构制剂、中药配方颗粒等国家禁止药品经营企业经营的药品。药品零售企业不得销售麻醉药品、第一类精神药品、放射性药品、药品类易制毒化学品、蛋白同化制剂、肽类激素（胰岛素除外）、终止妊娠药品等国家禁止零售的药品。

药品、医疗器械陈列摆放有何要求?

(一) 药品

在药品储存、陈列等区域不得存放与经营活动无关的物品及私人用品。药品陈列应当符合以下要求。

(1) 按剂型、用途以及储存要求分类陈列,并设置醒目标志,类别标签字迹清晰、放置准确。

(2) 药品放置于货架 (柜),摆放整齐有序,避免阳光直射。

(3) 处方药、非处方药分区陈列,并有处方药、非处方药专用标识。

(4) 处方药不得采用开架自选的方式陈列和销售。

(5) 外用药与其他药品分开摆放。

(6) 拆零销售的药品集中存放于拆零专柜或者专区。

(7) 第二类精神药品、毒性中药品种和

罂粟壳不得陈列。

（8）冷藏药品放置在冷藏设备中，按规定对温度进行监测和记录，并保证存放温度符合要求。

（9）中药饮片柜斗谱的书写应当正名正字；装斗前应当复核，防止错斗、串斗；应当定期清斗，防止饮片生虫、发霉、变质；不同批号的饮片装斗前应当清斗并记录。

（10）经营非药品应当设置专区，与药品区域明显隔离，并有醒目标志。药品陈列摆放示例见图42。

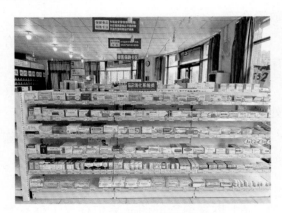

图42　药品陈列摆放示例

此外，药品零售企业可按照药品储存要

求设置自助售药机销售乙类非处方药，自助售药机放置地址在许可证"经营地址"项下注明。自助售药机不得销售甲类非处方药和处方药。企业质量管理体系应当覆盖自助售药机，自助售药机的药品销售、更换、检查及药品有效期管理应当纳入企业计算机管理系统。自助售药机示例见图43。

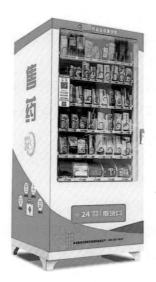

图43 自助售药机示例

（二）医疗器械

1. 零售医疗器械的陈列

零售医疗器械的陈列应当符合下列要求。

（1）陈列环境应当满足所经营医疗器械说明书或者标签标示的贮存要求。

（2）分区陈列，并设置醒目标志，类别标签字迹清晰、放置准确。

（3）医疗器械的摆放应当整齐有序，避免阳光直射。

（4）需要冷藏、冷冻管理的医疗器械，应当放置在冷藏、冷冻设备中，并对温度进行监测和记录。

（5）医疗器械与非医疗器械应当分开陈列，并醒目标示。

2. 自助售械机

自助售械机作为医疗器械零售经营场所的延伸，其设置位置、数量等应当与企业的管理能力相适应。自助售械机应当符合下列要求。

（1）自助售械机内的陈列环境应当满足所经营医疗器械说明书或者标签标示的贮存

要求；需要冷藏、冷冻管理的医疗器械应当对贮存环境的温度进行监测和记录。

（2）自助售械机内的医疗器械摆放应当整齐有序，类别标签字迹清晰、放置准确，避免阳光直射。

（3）自助售械机的贮存与出货、取货方式，应当有效防止所陈列医疗器械的污染及产品破损风险。

（4）应当具备开具纸质或者电子销售凭据的功能。

（5）应当在醒目位置展示经营主体的相关信息、证照。

（6）应当在醒目位置公布企业售后服务电话，建立畅通的顾客意见反馈机制及退货等售后服务渠道。

医疗器械零售企业应当定期对零售陈列、自动售械机陈列、存放的医疗器械进行检查，重点检查拆零医疗器械和近效期医疗器械。发现有质量疑问的，应当及时撤柜、停止销售，由质量管理人员确认和处理，并保留相关记录。

第六章

认识药品、医疗器械使用单位

一 药品使用单位对于药品管理有何要求?

药品使用单位包括医疗机构、疾病预防控制机构等。其中药品安全协管员、信息员进行风险排查的药品使用单位主要包括社区卫生服务中心（站）、乡镇卫生院、村卫生室、诊所等基层单位。

1. 质量管理体系

药品使用单位应当建立健全药品质量管理体系，完善药品购进、验收、储存、养护及使用等环节的质量管理制度，明确各环节中工作人员的岗位责任。药品使用单位应当设置专门部门负责药品质量管理；未设专门部门的，应当指定专人负责药品质量管理。

2. 药品采购与验收

药品使用单位购进药品，应当查验供货单位的药品生产许可证或者药品经营许可证、授权委托书以及药品批准证明文件、药品合格证明等有效证明文件。首次购进药品的，应当妥善保存加盖供货单位印章的上述材料复印件，保存期限不得少于 5 年。药品使用单位购进药品时应当索取、留存合法票据，包括税票及详细清单，清单上应当载明供货单位名称、药品通用名称、药品上市许可持有人（中药饮片标明生产企业、产地）、批准文号、产品批号、剂型、规格、销售数量、销售价格等内容。票据保存不得少于 3 年，且不少于药品有效期满后 1 年。

药品使用单位应当建立和执行药品购进验收制度，购进药品应当逐批验收，并建立真实、完整的记录。药品购进验收记录应当注明药品的通用名称、药品上市许可持有人（中药饮片标明生产企业、产地）、批准文号、产品批号、剂型、规格、有效期、供货单位、购进数量、购进价格、购进日期。药品购进验收记录保存不得少于 3 年，且不少于药品有效期满后 1 年。药品使用单位接受捐赠药品、从其他医疗机构调入急救药品应当遵守此规定。

3. 药品储存与养护

药品使用单位应当制定并执行药品储存、养护制度，配备专用场所和设施设备储存药品，做好储存、养护记录，确保药品储存符合药品说明书标明的条件。

应当按照有关规定，根据药品属性和类别分库、分区、分垛储存药品，并实行色标管理。药品与非药品分开存放；中药饮片、中成药、化学药、生物制品分类存放；过期、变质、被污染等的药品应当放置在不合格库（区）；麻醉药品、精神药品、医疗用毒性药品、放射性药品、药品类易制毒化学品以及易燃、易爆、强腐蚀等危险性药品应当按照相关规定存放，并采取必要的安全措施。色标管理示例见图 44。

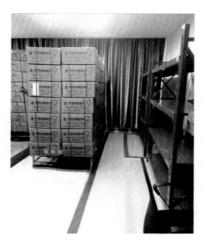

图 44　色标管理示例

应当制定和执行药品养护管理制度，并采取必要的控温、防潮、避光、通风、防火、防虫、防鼠、防污染等措施，保证药品质量。应当配备药品养护人员，定期对储存药品进行检查和养护，监测和记录储存区域的温湿度，维护储存设施设备，并建立相应的养护档案。

二　医疗器械使用单位对于医疗器械管理有何要求？

医疗器械使用单位，是指使用医疗器械

为他人提供医疗等技术服务的机构，包括医疗机构、计划生育技术服务机构、血站、单采血浆站、康复辅助器具适配机构等。

1. 人员与制度

应当配备与其规模相适应的医疗器械质量管理机构或者质量管理人员，建立覆盖质量管理全过程的使用质量管理制度，承担本单位使用医疗器械的质量管理责任，发现所使用的医疗器械发生不良事件或者可疑不良事件的，应当按照医疗器械不良事件监测的有关规定报告并处理。

2. 医疗器械的采购、验收与储存

应当对医疗器械采购实行统一管理，由其指定的部门或者人员统一采购医疗器械，其他部门或者人员不得自行采购。医疗器械使用单位应当从具有资质的医疗器械生产经营企业购进医疗器械，索取、查验供货者资质、医疗器械注册证或者备案凭证等证明文件。对购进的医疗器械应当验明产品合格证明文件，并按规定进行验收。对有特殊储运要求的医疗器械还应当核实储运条件是否符合产品说明书和标签标示的要求。医疗器械

使用单位不得购进和使用未依法注册或者备案、无合格证明文件以及过期、失效、淘汰的医疗器械。

应当真实、完整、准确地记录进货查验情况。进货查验记录应当保存至医疗器械规定使用期限届满后2年或者使用终止后2年。大型医疗器械进货查验记录应当保存至医疗器械规定使用期限届满后5年或者使用终止后5年；植入性医疗器械进货查验记录应当永久保存。医疗器械使用单位应当妥善保存购入第三类医疗器械的原始资料，确保信息具有可追溯性。

贮存医疗器械的场所、设施及条件应当与医疗器械品种、数量相适应，符合产品说明书、标签标示的要求及使用安全、有效的需要；对温度、湿度等环境条件有特殊要求的，还应当监测和记录贮存区域的温度、湿度等数据。医疗器械使用单位应当按照贮存条件、医疗器械有效期限等要求对贮存的医疗器械进行定期检查并记录。

3. 医疗器械的使用、维护与转让

应当按照产品说明书等要求使用医疗器

械，建立医疗器械使用前质量检查制度。在使用医疗器械前，应当按照产品说明书的有关要求进行检查。一次性使用的医疗器械不得重复使用，对使用过的应当按照国家有关规定销毁并记录。使用无菌医疗器械前，应当检查直接接触医疗器械的包装及其有效期限。包装破损、标示不清、超过有效期限或者可能影响使用安全、有效的，不得使用。对植入和介入类医疗器械应当建立使用记录，植入性医疗器械使用记录永久保存，相关资料应当纳入信息化管理系统，确保信息可追溯。

应当建立医疗器械维护维修管理制度。对需要定期检查、检验、校准、保养、维护的医疗器械，应当按照产品说明书的要求进行检查、检验、校准、保养、维护并记录，及时进行分析、评估，确保医疗器械处于良好状态。对使用期限长的大型医疗器械，应当逐台建立使用档案，记录其使用、维护等情况。记录保存期限不得少于医疗器械规定使用期限届满后5年或者使用终止后5年。医疗器械使用单位发现使用的医疗器械存在安全隐患的，应当立即停止使用，通知检修；经检修仍不能达到使用安全标准的，不得继续使用，并按照有关规定处置。

医疗器械使用单位之间转让在用医疗器械，转让方应当确保所转让的医疗器械安全、有效，并提供产品合法证明文件。转让双方应当签订协议，移交产品说明书、使用和维修记录档案复印件等资料，并经有资质的检验机构检验合格后方可转让。不得转让未依法注册或者备案、无合格证明文件或者检验不合格，以及过期、失效、淘汰的医疗器械。

第七章

了解药品安全突发
事件与应急管理

一 什么是药品安全突发事件？

药品安全突发事件是指对社会公众生命健康造成或可能造成严重损害，需要采取应急处置措施予以应对的药品群体不良事件、药品质量事件以及其他严重影响公众生命健康的药品安全突发事件。

二 药品安全突发事件的分级标准是什么？

（一）药品

按照《国家药监局关于印发药品安全

突发事件应急预案的通知》（国药监药管〔2020〕33号）规定，药品安全突发事件分级标准，如表9所示。

表9　药品安全突发事件分级标准

事件类别	分级标准
特别重大	符合下列情形之一的与药品质量相关事件： 1. 在相对集中的时间和区域内，批号相对集中的同一药品引起临床表现相似的，且罕见的或非预期的不良反应的人数超过50人（含）；或者引起特别严重不良反应（可能对人体造成永久性伤残、对器官功能造成永久性损伤或危及生命）的人数超过10人（含） 2. 同一批号药品短期内引起5人（含）以上患者死亡 3. 短期内2个以上省（区、市）因同一药品发生重大药品安全突发事件 4. 其他危害特别严重的药品安全突发事件
重大	符合下列情形之一的与药品质量相关事件： 1. 在相对集中的时间和区域内，批号相对集中的同一药品引起临床表现相似的，且罕见的或非预期的不良反应的人数超过30人（含），少于50人；或者引起特别严重不良反应（可能对人体造成永久性伤残、对器官功能造成永久性损伤或危及生命）的人数超过5人（含） 2. 同一批号药品短期内引起2人以上、5人以下患者死亡，且在同一区域内同时出现其他类似病例

事件类别	分级标准
重大	3. 短期内1个省（区、市）内2个以上市（地）因同一药品发生较大药品安全突发事件 4. 其他危害严重的药品安全突发事件
较大	符合下列情形之一的与药品质量相关事件： 1. 在相对集中的时间和区域内，批号相对集中的同一药品引起临床表现相似的，且罕见的或非预期的不良反应的人数超过20人（含），少于30人；或者引起特别严重不良反应（可能对人体造成永久性伤残、对器官功能造成永久性损伤或危及生命）的人数超过3人（含） 2. 同一批号药品短期内引起2人（含）以下患者死亡，且在同一区域内同时出现其他类似病例 3. 短期内1个市（地）内2个以上县（市、区）因同一药品发生一般药品安全突发事件 4. 其他危害较大的药品安全突发事件
一般	符合下列情形之一的与药品质量相关事件： 1. 在相对集中的时间和区域内，批号相对集中的同一药品引起临床表现相似的，且罕见的或非预期的不良反应的人数超过10人（含），少于20人；或者引起特别严重不良反应（可能对人体造成永久性伤残、对器官功能造成永久性损伤或危及生命）的人数超过2人（含） 2. 其他一般药品安全突发事件

（二）医疗器械

按照《国家药监局关于印发医疗器械安全突发事件应急预案的通知》（国药监械管〔2020〕34号）规定，医疗器械安全突发事件分级标准，如表10所示。

表 10　医疗器械安全突发事件分级标准

事件类别	分级标准
特别重大	符合下列情形之一的与医疗器械质量相关事件： 1. 在相对集中的时间和区域内，批号相对集中的同一医疗器械引起临床表现相似的，且罕见的或非预期的不良事件的人数超过50人（含）；或者引起特别严重不良事件（可能对人体造成永久性伤残、对器官功能造成永久性损伤或危及生命）的人数超过10人（含） 2. 同一批号医疗器械短期内引起5人（含）以上患者死亡 3. 短期内2个以上省（区、市）因同一医疗器械发生重大医疗器械安全突发事件 4. 其他危害特别严重的医疗器械安全突发事件

事件类别	分级标准
重大	符合下列情形之一的与医疗器械质量相关事件： 1. 在相对集中的时间和区域内，批号相对集中的同一医疗器械引起临床表现相似的，且罕见的或非预期的不良事件的人数超过30人（含），少于50人；或者引起特别严重不良事件（可能对人体造成永久性伤残、对器官功能造成永久性损伤或危及生命）的人数超过5人（含） 2. 同一批号医疗器械短期内引起2人以上、5人以下患者死亡，且在同一区域内同时出现其他类似病例 3. 短期内1个省（区、市）内2个以上市（地）因同一医疗器械发生较大医疗器械安全突发事件 4. 其他危害严重的医疗器械安全突发事件
较大	符合下列情形之一的与医疗器械质量相关事件： 1. 在相对集中的时间和区域内，批号相对集中的同一医疗器械引起临床表现相似的，且罕见的或非预期的不良事件的人数超过20人（含），少于30人；或者引起特别严重不良事件（可能对人体造成永久性伤残、对器官功能造成永久性损伤或危及生命）的人数超过3人（含） 2. 同一批号医疗器械短期内引起2人（含）以下患者死亡，且在同一区域内同时出现其他类似病例

事件类别	分级标准
较大	3. 短期内1个市（地）内2个以上县（市、区）因同一医疗器械发生一般安全突发事件 4. 其他危害较大的医疗器械安全突发事件
一般	符合下列情形之一的与医疗器械质量相关事件： 1. 在相对集中的时间和区域内，批号相对集中的同一医疗器械引起临床表现相似的，且罕见的或非预期的不良事件的人数超过10人（含），少于20人；或者引起特别严重不良事件（可能对人体造成永久性伤残、对器官功能造成永久性损伤或危及生命）的人数超过2人（含） 2. 其他一般医疗器械安全突发事件

（三）化妆品

按照《国家药监局关于印发化妆品安全突发事件应急预案的通知》（国药监妆〔2021〕2号）规定，化妆品安全突发事件分级标准，如表11所示。

表 11 化妆品安全突发事件分级标准

事件类别	分级标准
特别重大	符合下列情形之一的事件： 1. 有证据表明因使用化妆品而导致 1 人（含）及以上死亡的 2. 在相对集中的时间，因使用同一注册人、备案人的化妆品在 2 个（含）以上省份引发化妆品安全突发事件Ⅱ级响应的 3. 同一注册人、备案人的化妆品因质量安全引发舆情事件、国务院领导批示的化妆品安全突发事件
重大	符合下列情形之一的事件： 1. 在相对集中的时间，经医疗机构确认，因使用同一品牌的化妆品而导致 30 例消费者产生严重不良反应、未出现死亡的 2. 在相对集中的时间和区域，因使用同一注册人、备案人的化妆品在 1 个省（自治区、直辖市）内 2 个（含）以上市（地）引发化妆品安全突发事件Ⅲ级响应的 3. 同一注册人、备案人的化妆品因质量安全引发国家级媒体关注报道且引发社会广泛关注的舆情事件 4. 省级药品监管部门认为应采取Ⅱ级应急响应措施的化妆品安全突发事件
较大	符合下列情形之一的事件： 1. 在相对集中的时间和区域，经医疗机构确认，因使用同一品牌的化妆品而导致 20 例消费者产生严重不良反应、未出现死亡的

事件类别	分级标准
较大	2. 在相对集中时间，因使用同一注册人、备案人的化妆品在 1 个市（地）内 2 个（含）以上市（县）引发化妆品安全突发事件Ⅳ级响应的 3. 属地监管部门认为应采取Ⅲ级应急响应措施的化妆品安全突发事件
一般	符合下列情形之一的事件： 1. 在相对集中的时间，经医疗机构确认，因使用同一品牌的化妆品在本辖区内导致 10 例消费者产生严重不良反应、未出现死亡的 2. 属地监管部门认为应采取Ⅳ级应急响应措施的化妆品安全突发事件

什么是药品不良反应？

药品不良反应（ADR）是指合格药品在正常用法用量下出现的与用药目的无关的有害反应。药品不良反应的典型症状多种多样，具体取决于药物种类和个体差异。一些常见的药品不良反应症状包括：①胃肠道症状，如恶心、呕吐、腹泻、便秘等，这是很多药物，特别是口服药物常见的副作用；②过敏反应，例如皮疹、瘙痒、荨麻疹、呼吸困难、喉头水肿、过敏性休克等。这类反应通常发生得比较快，可能是在用药后数分钟到数小时内出现；③肝损害，长期服用或大量服用某些药物可能会造成肝脏损伤，表现为黄疸、肝区疼痛、肝功能异常等；④药物热，某些药物可能导致患者出现发热反应，这种发热通常与药物的药理作用或患者体质有关；⑤神经系统反应，如头痛、头晕、嗜睡、失眠、精神错乱等，这类反应多见于具有中枢神经系统活性的药物；⑥出血倾向，一些药物，特别是抗凝药物，可能导致出血症状，如鼻出血、牙龈出血、皮肤瘀斑等；⑦药物依赖性，长期使用某些药物，如镇痛药、安眠药等，可能导致身体对药物产生依赖，一旦停药，可能出现戒断症状，如焦虑、失眠、震颤等。

严重药品不良反应是指因使用药品引起以下损害情形之一的反应：①导致死亡；②危及生命；③致癌、致畸、致出生缺陷；④导致显著的或者永久的人体伤残或者器官功能的损伤；⑤导致住院或者住院时间延长；⑥导致其他重要医学事件，如不进行治疗可能出现上述所列情况的。

新的药品不良反应是指药品说明书中未载明的不良反应。说明书中已有描述，但不良反应发生的性质、程度、后果或者频率与说明书描述不一致或者更严重的，按照新的药品不良反应处理。

当发现用药引发相关症状时，应前往医疗机构或药店等专业机构，由专业人员判断是否属于药品不良反应。

四 什么是药品不良事件和药品群体不良事件？

药品不良事件（ADE），世界卫生组织将其定义为药物治疗过程中所发生的任何不幸的医疗卫生事件，这些事件可能包括症状、体征、疾病或异常的实验室检查结果，但不一定与药物治疗有明确的因果关系。换句话说，药品不良事件可能由药物引起，也可能与药物无关，需要进一步评估确定。

药品群体不良事件是指同一药品在使用过程中，在相对集中的时间、区域内，对一定数量人群的身体健康或者生命安全造成损害或者威胁，需要予以紧急处置的事件。其中同一药品，指同一生产企业生产的同一药品名称、同一剂型、同一规格的药品。

五 药品不良反应与不良事件、医疗事故有何区别？

医疗事故是指医疗机构及其医务人员在医疗活动中，违反医疗卫生管理法律、行政法规、部门规章和诊疗护理规范、常规，过失造成患者人身损害的事故。这通常涉及医疗过程中的失误或过错，导致患者受到损害。

药品不良反应与不良事件、医疗事故三者的区别如下。①因果关系：药品不良反应与药物有明确的因果关系，而药品不良事件与药物的因果关系可能不明确，甚至可能涉及其他因素。医疗事故则涉及医疗行为的过失或过错。②损害程度：药品不良反应和药品不良事件都可能对患者造成损害，但医疗事故通常涉及更为严重的损害后果。③监管范围：药品不良反应和药品不良事件的监管主要侧重于药品的安全性和有效性，而医疗事故的监管则涉及医疗行为的规范性和合法性。

六 药物警戒活动与药品不良反应监测有何区别？

药物警戒活动是指对药品不良反应及其他与用药有关的有害反应进行监测、识别、评估和控制的活动。药品不良反应报告和监测，是指药品不良反应的发现、报告、评价和控制的过程。

二者的区别主要在于以下两点。①监测范围不同。药品不良反应监测的范围是已经上市的药品，主要针对在规定的用法用量下产生的与用药目的无关且有害的反应；而药物警戒关注的则是药品的整个生命周期，可以说，药品不良反应监测是药物警戒内容之一，是其强有力的基础，而药物警戒则更为广泛，更为深入具体。②监测方法不同。药品不良反应监测主要通过资源呈报系统、集中监测系统、记录连接系统等方式收集药品的不良反应，再进行分析评价，整个监测是一种相对被动的过程。而药物警戒除上述监测方式外还有主动监测、上市后药品安全性研究、定期安全性更新报告、临床试验期间药物警戒等方法，相对而言，药物警戒更偏向主动地开展药物安全性评价的相关工作，也可以说是对药品不良反应监测的进一步完善。

什么是医疗器械不良事件？

医疗器械不良事件是指已上市的医疗器械，在正常使用情况下发生的，导致或者可能导致人体伤害的各种有害事件。

群体医疗器械不良事件是指同一医疗器械在使用过程中，在相对集中的时间、区域内发生，对一定数量人群的身体健康或者生命安全造成损害或者威胁的事件。

医疗器械不良事件监测是指对医疗器械不良事件的收集、报告、调查、分析、评价和控制的过程。

什么是化妆品不良反应？

化妆品不良反应是指正常使用化妆品所引起的皮肤及其附属器官的病变，以及人体局部或者全身性的损害。

严重化妆品不良反应，是指正常使用化妆品引起以下损害情形之一的反应。

（1）导致暂时性或者永久性功能丧失，影响正常人体和社会功能的，如皮损持久不愈合、瘢痕形成、永久性脱发、明显损容性改变等。

（2）导致人体全身性损害的，如肝肾功能异常、过敏性休克等。

（3）导致住院治疗或者医疗机构认为有必要住院治疗的。

（4）导致人体其他严重损害、危及生命或者造成死亡的。

可能引发较大社会影响的化妆品不良反应，是指因正常使用同一化妆品在一定区域内，引发较大社会影响或者造成多人严重损害的化妆品不良反应。

化妆品不良反应监测，是指化妆品不良反应收集、报告、分析评价、调查处理的全过程。

药品安全突发事件应急处置流程是什么？

药品安全突发事件应急处置程序，是有效预防、积极应对、及时控制各类药品安全突发事件的基本遵循。根据突发事件的性质和处置重点不同，处置程序会相应调整，一般而言，药品安全突发事件应急处置主要包括信息报告、先期处置、应急响应、善后处理等环节。药品安全突发事件应急处置流程图见图45，该图仅供参考，可根据各地出台的相关应急预案进行调整。

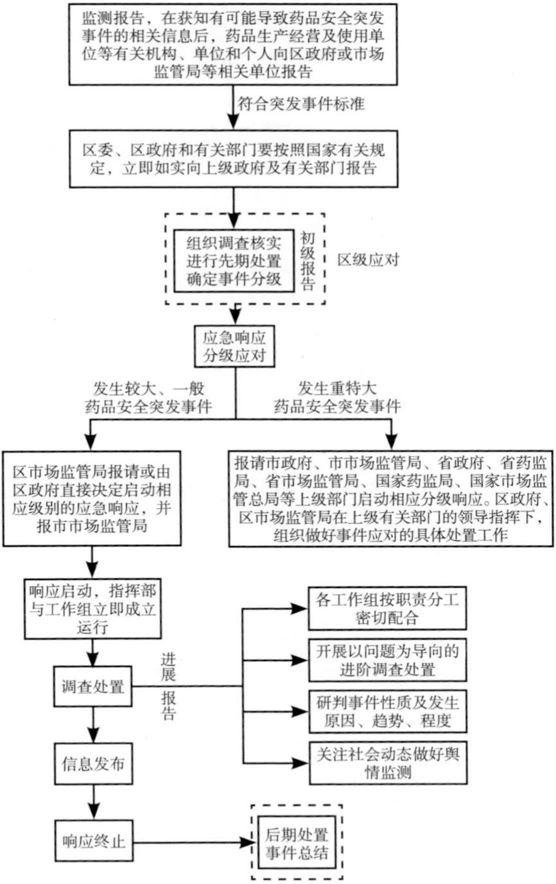

监测报告，在获知有可能导致药品安全突发事件的相关信息后，药品生产经营及使用单位等有关机构、单位和个人向区政府或市场监管局等相关单位报告

符合突发事件标准

区委、区政府和有关部门要按照国家有关规定，立即如实向上级政府及有关部门报告

组织调查核实
进行先期处置
确定事件分级

初级报告

区级应对

应急响应
分级应对

发生较大、一般
药品安全突发事件

发生重特大
药品安全突发事件

区市场监管局报请或由
区政府直接决定启动相
应级别的应急响应，并
报市市场监管局

报请市政府、市市场监管局、省政府、省药监局、省市场监管局、国家药监局、国家市场监管总局等上级部门启动相应分级响应。区政府、区市场监管局在上级有关部门的领导指挥下，组织做好事件应对的具体处置工作

响应启动，指挥部
与工作组立即成立
运行

各工作组按职责分工
密切配合

调查处置

进展
报告

开展以问题为导向的
进阶调查处置

研判事件性质及发生
原因、趋势、程度

信息发布

关注社会动态做好舆
情监测

响应终止

后期处置
事件总结

图 45　药品安全突发事件应急处置流程图

第八章

药品、医疗器械、化妆品监督管理组织与法规介绍

什么是药品、医疗器械、化妆品监督管理组织

（一）药品、医疗器械、化妆品监督管理行政组织有哪些？

国务院药品监督管理部门（即国家药监局）主管全国药品、医疗器械、化妆品监督管理工作，负责制定药品、医疗器械和化妆品监管制度，负责药品、医疗器械和化妆品研制环节的许可、检查和处罚。

省、自治区、直辖市人民政府药品监督

管理部门（即省级药监局）负责本行政区域内的药品、医疗器械、化妆品监督管理工作，包括药品、医疗器械和化妆品生产环节的许可、检查和处罚，以及药品批发许可、零售连锁总部许可、互联网销售第三方平台备案及检查和处罚等。需要说明的是，部分省级药监管局设置了监管分局、检查分局等机构，相关职能以官方发布为准。

设区的市级、县级人民政府承担药品监督管理职责的部门（即市县级市场监管局）负责本行政区域内的药品、医疗器械、化妆品监督管理工作，包括药品零售、医疗器械经营的许可、检查和处罚，以及化妆品经营和药品、医疗器械使用环节质量的检查和处罚等。药品、医疗器械、化妆品监督管理行政组织结构见图46。

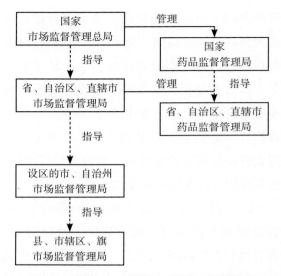

图 46　药品、医疗器械、化妆品监督管理
行政组织结构简图

（二）药品、医疗器械、化妆品监督管理技术组织有哪些？

药品、医疗器械、化妆品监督管理技术组织主要由各级药品监督管理部门的直属事业单位组成，其主要负责对审评、检查、检验检测、不良反应（不良事件）监测等工作提供技术支撑。

1. 审评

药品审评由国家药监局药品审评中心和各省级药品审评机构依据分工负责。国家药监局药品审评中心负责药物临床试验申请、药品上市许可申请、仿制药质量和疗效一致性评价、再生医学与组织工程等新兴医疗产品涉及药品、补充申请和境外生产药品再注册申请等的技术审评。省级药品审评机构负责境内生产药品再注册申请的受理、审查和审批，药品上市后变更的备案、报告事项管理等工作。

医疗器械审评由国家药监局医疗器械技术审评中心和各地方药监局审评机构根据医疗器械审评依据分工负责。国家药监局医疗器械技术审评中心负责需进行临床试验审批的医疗器械临床试验申请以及境内第三类和进口第二类、第三类医疗器械产品注册申请、变更注册申请、延续注册申请等的技术审评；负责进口第一类医疗器械产品备案等工作。省级医疗器械审评机构负责第二类医疗器械的技术审评等工作。设区的市级负责药品监督管理的部门负责境内第一类医疗器械产品备案管理工作。

化妆品审评由国家药监局化妆品技术审评机构和各省级化妆品审评机构依据分工负责。国家技术审评机构负责特殊化妆品、化妆品新原料注册的技术审评工作，进口普通化妆品、化妆品新原料备案后的资料技术核查工作，以及化妆品新原料使用和安全情况报告的评估工作。省级化妆品审评机构主要承担国产普通化妆品备案的技术审核及指导服务等工作。

2.检查

国家药监局食品药品审核查验中心主要承担药品（含疫苗）和医疗器械的注册核查和研制、生产环节的有因检查，疫苗、血液制品的生产巡查，以及承担相应的境外检查；特殊化妆品注册、化妆品新原料注册备案核查及相关有因检查，生产环节的有因检查，以及化妆品和化妆品新原料境外检查等工作。国家药监局特殊药品检查中心主要承担特殊药品、医疗器械、化妆品等技术检查及麻醉药品仓储管理保障工作。省级药品检查机构侧重于生产环节，主要承担省级药监局在药品、医疗器械和化妆品监管过程中的许可检查、注册核查、跟踪检查、专项检查、常规检查等工作。各市县级药品监督管理部门对市县两级药品、医疗器械、化妆品检查职责分工不尽相同，侧重于流通、使用环节，如负责开展对辖区内药品零售企业、使用单位的检查。

3. 检验检测

中国食品药品检定研究院、各省级药品检验机构（医疗器械检测机构）、各市级药品检验机构在职责范围内承担相应的药品、医疗器械、化妆品及有关药用辅料、包装材料与容器的检验检测工作。

4. 不良反应（不良事件）监测

国家药监局药品评价中心（国家药品不良反应监测中心）负责组织制定修订药品不良反应、医疗器械不良事件、化妆品不良反应监测与上市后安全性评价以及药物滥用监测的技术标准和规范；组织开展药品不良反应、医疗器械不良事件、化妆品不良反应、药物滥用监测工作；开展药品、医疗器械、化妆品的上市后安全性评价工作；指导地方相关监测与上市后安全性评价工作。各地方监测机构承担辖区内药品、化妆品不良反应和医疗器械不良事件的监测与评价等技术工作。

（三）药品、医疗器械、化妆品监督管理相关部门有哪些？

国家有关部门在各自职责范围内负责与药品、医疗器械和化妆品有关的监督管理工作，列举如下。

国家市场监管总局负责拟订实施广告监督管理的制度措施，组织指导药品、医疗器械等广告审查工作，组织监测各类媒介广告发布情况，组织查处虚假广告等违法行为；组织实施商品价格、服务价格以及国家机关、事业性收费的监督检查工作，组织指导查处价格收费违法违规行为和不正当竞争行为等工作。

国家卫生健康委负责组织制定国家药物政策和国家基本药物制度，开展药品使用监测、临床综合评价和短缺药品预警，提出国家基本药物价格政策的建议等工作。国家药品监督管理局会同国家卫生健康委组织国家药典委员会并制定国家药典，建立重大药品不良反应和医疗器械不良事件相互通报机制和联合处置机制。

商务部负责拟订药品流通发展规划和政策，国家药监局在药品监督管理工作中，配合执行药品流通发展规划和政策。商务部发放药品类易制毒化学品进口许可前，应当征得国家药监局同意。

公安部负责组织指导药品、医疗器械和化妆品犯罪案件侦查工作。国家药监局与公安部建立行政执法和刑事司法工作衔接机制。药品监督管理部门发现违法行为涉嫌犯罪的，按照有关规定及时移送公安机关，公安机关应当迅速进行审查，并依法作出立案或者不予立案的决定。公安机关依法提请药品监督管理部门作出检验、鉴定、认定等协助的，药品监督管理部门应当予以协助。

国家医疗保障局负责组织制定城乡统一的药品、医用耗材等医保目录和支付标准，建立动态调整机制，制定医保目录准入谈判规则并组织实施；组织制定药品、医用耗材价格收费政策，建立医保支付医药服务价格合理确定和动态调整机制，制定药品、医用耗材招标采购政策并组织实施等工作。

国家中医药管理局负责拟订中医药和民族医药事业发展的战略、规划、政策和相关标准；组织开展中药资源普查，促进中药资源的保护、开发和合理利用，参与制定中药产业发展规划、产业政策和中医药的扶持政策，参与国家基本药物制度建设等工作。

工业和信息化部负责承担轻工、医药等行业管理工作；承担中药材生产扶持项目管理、国家药品储备管理等工作。

二

药品、医疗器械、化妆品法规主要内容有哪些？

随着我国药品监管体系和监管能力现代化不断推进，药品法规体系也在不断完善。既有法律，也有行政法规，更有配套的覆盖药品研制、生产、经营和使用全生命周期的部门规章；此外，国家药监局还会发布一些行政规范性文件以明确、细化法律法规、部门规章相关内容。药品监管法规文件可通过国家药监局官网"法规文件"模块查询（见图47）。这里，简要介绍药品安全协管员、信息员工作中需要了解的主要法规内容。

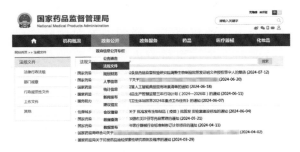

图47　法规文件查询页面

（一）《药品管理法》及其实施条例主要内容

《药品管理法》及其实施条例是我国药品管理领域重要的法律法规，规定了药品研制、生产、经营、使用和监督管理活动的相关要求。

现行《药品管理法》于2019年正式实施，是我国药品管理领域的基本法律，其主要内容涵盖了药品研制、生产、经营、使用、监督管理、药品价格和广告、药品召回、药品信息公开等多个方面，以全面规范药品市场，保障公众用药安全、有效。《药品管理法》规定了药品管理的基本原则，包括风险管理、全程管控、社会共治，以及鼓励创新、保护公民用药权益等。强调国家对药品管理实行药品上市许可持有人制度，确保药品质量和安全。

依据《药品管理法》而制定的实施条例是具体执行细则，其主要内容涵盖了药品管理的各个方面。药品生产方面，规定了开办药品生产企业的条件和程序，要求申办人向所在地省级药品监督管理部门提出申请，并经过验收合格后方可获得生产许可。药品经营和使用方面，规定了药品经营企业的准入条件和经营行为要求，以及医疗机构对药剂管理的规范。此外，还细化了对药品包装、药品价格和广告等管理的要求。

（二）药品经营和使用领域的部门规章

药品经营和使用领域的部门规章主要包

括《药品经营和使用质量监督管理办法》《药品网络销售管理办法》《药品说明书和标签管理规定》以及《药品经营质量管理规范》等。这些规章旨在规范药品经营活动，确保药品的质量和安全，保障公众用药的合法权益。

《药品经营和使用质量监督管理办法》（国家市场监督管理总局令第84号，自2024年1月1日起施行）对药品经营和使用环节的质量监督管理工作作了具体规定。要求药品监督管理部门加强对药品经营企业的监督检查，对违法行为进行查处，并加强对药品使用环节的质量监管，确保公众用药安全有效。

《药品网络销售管理办法》（国家市场监督管理总局令第58号，自2022年12月1日起施行）对药品网络销售新业态作了规范，主要明确了从事药品网络销售的药品经营企业的主体资格和要求，确保药品来源合法、质量可靠。严格处方药销售管理和信息展示，夯实了电商平台责任，要求药品网络销售平台建立并执行药品质量安全管理、风险控制、在线药学服务等制度，确保网络销售药品的安全性和有效性。

《药品说明书和标签管理规定》（国家食品药品监督管理总局令第24号，自2006年6月1日起施行）规定了药品说明书和标签的相关管理要求，主要内容包括药品的标签必须以说明书为依据，其内容不得超出说明书的范围，并禁止印有暗示疗效、误导使用和不适当宣传产品的文字和标识。药品包装必须按照规定印有或贴有标签，且不得夹带其他任何介绍或宣传产品、企业的文字、音像及其他资料。非处方药说明书应使用容易理解的文字表述，以方便患者自行判断、选择和使用。药品说明书和标签中的文字应当清晰易辨，标识应当清楚醒目，且不得有印字脱落或粘贴不牢等现象，禁止以粘贴、剪切、涂改等方式进行修改或补充。

《药品经营质量管理规范》（国家食品药品监管总局令第28号，2016年修正）是药品经营企业质量管理的基本准则，它详细规定了药品经营企业在质量管理方面的职责。要求企业建立完善的质量管理体系，包括质量管理机构、人员、设施、设备等方面，以确保药品在采购、验收、储存、养护、销售等环节的质量安全。

（三）医疗器械法规体系

医疗器械监管法规体系是在《医疗器械监督管理条例》的基础上，由多部配套的规章、规范性文件共同构建。法规体系内容涵盖了多个方面，包括医疗器械的研制、生产、经营、使用等各个环节。

《医疗器械监督管理条例》（国务院令第739号，自2021年6月1日起施行）是我国医疗器械管理的基本法规，明确了医疗器械的定义、分类、注册、生产、经营、使用、监督等各个环节的管理要求。它要求医疗器械的生产、经营和使用单位必须依法取得相应的许可或资质，并确保医疗器械的安全、有效。

《医疗器械注册与备案管理办法》（国家市场监督管理总局令第47号，自2021年10月1日起施行）详细规定了医疗器械注册的流程和要求，包括申请资料的准备、技术审评、临床试验、注册证书的颁发等。它要求医疗器械在上市前必须经过严格的注册审批或备案管理，确保其符合安全、有效的标准。

《体外诊断试剂注册与备案管理办法》（国家市场监督管理总局令第48号，自2021年10月1日起施行）规范了体外诊断试剂（按医疗器械管理的体外诊断试剂）注册与备案行为，强化了体外诊断试剂注册人、备案人主体责任落实，要求加强体外诊断试剂全生命周期质量管理，保证体外诊断试剂的安全、有效和质量可控。

《医疗器械生产监督管理办法》（国家市场监督管理总局令第53号，自2022年5月1日起施行）贯穿于医疗器械生产监督管理全过程，详细规定了医疗器械生产许可与备案管理、生产质量管理、监督检查、法律责任等内容，明确了监管事权，加强了医疗器械生产监管信息化建设，优化了生产许可与备案管理工作程序，简化了申请资料要求，压缩了审核工作时限；明确了医疗器械注册人、备案人、受托生产企业生产质量管理各方责任；丰富完善了监管手段，强化风险管理，加大对违法行为的处罚力度。

《医疗器械经营监督管理办法》（国家市场监督管理总局令第 54 号，自 2022 年 5 月 1 日起施行）对医疗器械的经营活动进行了规范，要求经营企业具备相应的经营资质，从事医疗器械经营活动的单位和个人要确保医疗器械经营过程的信息真实、准确、完整和可追溯。根据医疗器械的风险程度，对医疗器械经营实施分类管理，即经营第三类医疗器械实行许可管理，经营第二类医疗器械实行备案管理，而经营第一类医疗器械则不需要许可和备案。医疗器械的注册人或备案人可以选择自行销售，也可以选择委托医疗器械经营企业销售其注册或备案的医疗器械。

《医疗器械经营质量管理规范》（国家药监局于 2023 年 12 月修订）主要包括质量管理体系建立与改进，职责与制度，人员与培训，设施与设备，采购、收货与验收，入库、贮存与检查，销售、出库与运输，售后服务等内容。明确了医疗器械唯一标识在产品验收、出库复核、计算机系统方面的要求，明确电子证照与纸质证书具有同等法律效力，鼓励企业使用信息化技术传递和存储电子证照资料等。新增了自助售械机质量管理、多仓协同的管理、直调的质量管理、临床确认后销售产品管理等内容。

《医疗器械网络销售监督管理办法》（国家食品药品监督管理总局令第 38 号，自 2018 年 3 月 1 日起施行）规定了管理部门职责。国家药监局负责指导全国医疗器械网络销售、医疗器械网络交易服务的监督管理，并组织开展全国医疗器械网络销售和网络交易服务监测。省级药品监督管理部门负责医疗器械网络交易服务的监督管理，而县级以上地方药品监督管理部门则负责本行政区域内医疗器械网络销售的监督管理。还规定了医疗器械网络经营范围不得超出其生产经营许可或者备案的范围，医疗器械批发企业从事医疗器械网络销售，应当销售给具有资质的医疗器械经营企业或者使用单位，零售企业则应当销售给消费者个人。销售给消费者个人的医疗器械应当是可以由消费者个人自行使用的，并且其说明书应符合相关规定，标注安全使用的特别说明。

《医疗器械说明书和标签管理规定》（国

家食品药品监督管理总局令第6号，自2014年10月1日起施行）主要规定了以下方面：首先，它明确了适用范围和要求，即凡在中华人民共和国境内销售、使用的医疗器械，都应当按照本规定要求附有说明书和标签。其次，要求医疗器械说明书是随产品提供给用户的技术文件，涵盖了产品安全有效的基本信息，用于指导用户正确安装、调试、操作、使用、维护、保养医疗器械。标签是附在医疗器械或其包装上的文字说明及图形、符号，用于识别产品特征和标明安全警示等信息。此外，规定还对医疗器械说明书和标签中的符号、识别颜色以及文字内容进行了规范。符号或识别颜色应当符合国家相关标准的规定，无相关标准规定的，应当在说明书中描述。

《医疗器械使用质量监督管理办法》（国家食品药品监督管理总局令第18号公布，自2016年2月1日起施行）对医疗器械的使用环节进行了规范，要求医疗机构建立和执行医疗器械使用质量管理制度，确保医疗器械在使用过程中的安全、有效。它还规定了医疗机构的监督检查和处罚措施，以促进医疗器械使用的规范化。

（四）化妆品法规体系

化妆品法规体系是在《化妆品监督管理条例》基础上，由多部配套的规章共同构建。法规体系内容涵盖了多个方面，包括化妆品的研制、生产、经营等活动。

《化妆品监督管理条例》（国务院令第 727 号，自 2021 年 1 月 1 日起施行）作为化妆品领域的基础性法规，对化妆品的定义、分类、注册备案、生产经营、监督管理等方面进行了全面规定。明确指出，化妆品是指以涂擦、喷洒或者其他类似方法，施用于皮肤、毛发、指甲、口唇等人体表面，以清洁、保护、美化、修饰为目的的日用化学工业产品。要求化妆品注册人、备案人对化妆品的质量安全和功效宣称负责，化妆品生产经营者应当依法从事生产经营活动，加强管理，诚信自律，保证化妆品质量安全。

《化妆品生产经营监督管理办法》（国家市场监督管理总局令第 46 号，自 2022 年 1 月 1

日起施行），规范了化妆品生产经营活动，加强化妆品监督管理，保证化妆品质量安全。

《化妆品标签标识管理办法》（国家药品监督管理局 2021 年第 77 号公告，自 2022 年 5 月 1 日起实施）明确了：化妆品标签是向消费者传递产品基本信息、属性特征、功效宣称和安全警示等内容的主要载体，真实、完整、准确的标签标注是确保消费者正确、合理、安全使用产品的必要保障。为保障消费者合法权益，确保化妆品使用安全，明确了化妆品标签管理的细化要求，并对此前有关监管部门出台的化妆品标签监督管理相关规定等进行了统一规范。

《化妆品网络经营监督管理办法》（国家药品监督管理局 2023 年第 36 号公告，自 2023 年 9 月 1 日起施行）明确了化妆品网络经营的监管对象和监管部门。化妆品电子商务经营者，包括化妆品电子商务平台经营者、平台内化妆品经营者以及通过自建网站、其他网络服务经营化妆品的电子商务经营者，都被纳入监管范围。办法规定平台需要开展实名登记、日常检查、违法行为制止及报告、质量安全重大信息报告等管理责任要求，以加强对平台内化妆品经营者的监管。还规定平台内化妆品经营者需要履行进货查验、产品信息展示、风险控制、问题产品召回、产品贮存运输等义务，以确保化妆品的质量和安全。同时对化妆品网络经营监管中涉及的监督检查职权、行政处罚管辖权、网络抽样检验、证据采用、网络经营监测等内容作了规定，以规范网络经营行为，保证化妆品质量安全。

《牙膏监督管理办法》（国家市场监督管理总局令第71号，自2023年12月1日起施行）是为了规范牙膏生产经营活动，主要内容包括明确了牙膏的定义，明确国产牙膏应当在上市销售前向备案人所在地省级药品监管部门备案，进口牙膏应当在进口前向国家药监局备案。具有防腐、着色等功能的牙膏新原料，经国家药监局注册后方可使用；其他牙膏新原料实行备案管理，并进行安全监测。安全监测期满未发生安全问题的牙膏新原料，纳入已使用的牙膏原料目录。该办法明确了牙膏标签应当标注和禁止标注的内容，禁止标注的内容包括"明示或暗示具有医疗作用的内容"等。

第九章

岗位认知与技能实务

岗位职责与职业道德素养

（一）岗位职责

基层药品安全协管员、信息员队伍是社会共治的重要力量，在协助药品监管行政执法、推进基层治理现代化方面发挥积极作用。通过调研，总结归纳协管员、信息员的岗位职责如下。

1. 协管员

（1）负责本乡镇（街道）范围内药店和药品使用单位的风险排查，及时报告违法违规行为。

（2）协助市场监管部门开展执法检查活动。

（3）药品政策法规及药品安全宣传。

（4）协助做好药品安全突发事件应急处置工作。

（5）收集、汇总、分析信息员报送信息。

（6）协助组织信息员岗位培训。

（7）督促检查（指导）信息员工作情况，对工作突出、作出重大贡献的信息员，应及时向上级推荐给予奖励，对工作开展不力、责任心不强的组织约谈，视情调整等。

2. 信息员

（1）定期对药店和药品使用单位开展风险排查（主要查看资质是否齐全、进货渠道是否正规、店内环境卫生状况、有无过期药品、药品摆放是否规范、需冷藏药品是否冷藏等）。

（2）协助监管执法，为市场监管部门提供监管线索。

（3）药品安全社情民意信息收集。

（4）药品安全突发事件上报。

（5）药品政策法规及药品安全宣传等。

因各地方对协管员、信息员队伍建设存在差异，岗位设置及职责范围不尽相同，以上岗位职责仅供参考。

（二）职业道德素养

药品是维护生命健康、提高生活质量的特殊商品，保障药品安全关系到每个人的切身利益，作为基层药品安全治理的"前沿哨兵"，协管员、信息员应深刻意识到自身所肩负的光荣使命，积极加入药品安全治理体系，打通药品安全治理"最后一公里"，为人民群众安全用药保驾护航。

药品监管领域对从业人员的专业性要求较高，而协管员、信息员大多为兼职人员，缺乏专业背景，因此需要自觉学习药品相关理论知识，全面提升履职能力。此外，还应树立敬业奉献、诚实守信、公正无私等良好的职业道德，遵守工作纪律，具体要求如下。

（1）严禁发表与党的理论路线、方针政策和党中央决定不一致的言论。

（2）严禁在微信、朋友圈、抖音公众号等自媒体擅自发布与工作有关的文件、文字、图片、视频等资料。

（3）严禁制造、传播不利于药品安全的谣言、小道消息。

（4）严禁向监督服务对象泄露相关信息、通风报信。

（5）严禁收受监督对象贿赂或主动向监督对象索要好处。

（6）严禁以权谋私、假公济私、故意刁难、打击报复。

（7）严禁与监督服务对象发生辱骂、肢体冲突等有损形象的言行。

（8）严禁利用协管员、信息员身份便利从事与工作无关的活动。

药店与药品使用单位风险排查

（一）工作流程

基层药品安全协管员、信息员应定期对药店与药品使用单位开展风险排查（工作流程见图48）。

1.制定计划

可以参考、配合属地监管所的日常监管计划制定工作计划，明确工作内容、对象及区域。风险排查不宜集中突击完成，应分散在每个季度，采取协助检查或者错开时间单独现场排查等方式开展。

2. 工作实施

根据属地要求和职责权限，按计划开展风险排查，如实记录现场风险排查情况，《药店风险排查记录表》《药品使用单位风险排查记录表》见表12、表13。因各地方药品安全协管员、信息员对药店与药品使用单位风险排查的要求不尽相同，表格仅供参考。

3. 报告问题线索

对在风险排查中发现的违法违规线索，报告属地市场监管所，交由市场监管所进一步核查处置。

4. 建立档案

将现场风险排查记录情况（如《药店风险排查记录表》《药品使用单位风险排查记录表》）及市场监管所对违法违规行为的处置结果等资料归档保存。

5. 总结工作

定期对风险排查工作进行总结分析，加强与属地市场监管所的沟通交流，进一步提升工作成效。

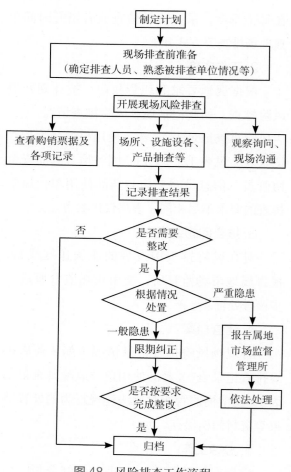

图 48 风险排查工作流程

表 12 药店风险排查记录表（示例）

药店名称		地址		
负责人		联系电话		
排查项目	排查内容		排查日期	
			是否符合	问题描述
经营资格	1. 药店是否悬挂《营业执照》《药品经营许可证》《医疗器械经营许可（备案）证》《执业药师注册证》，相关资质是否在有效期限内			
人员管理	2. 企业负责人是否与证照上载明的一致；质量管理人员、执业药师是否有效履职			
	3. 从业人员是否有健康证明			
设施设备	4. 药店经营场所是否清洁、卫生、是否能满足经营需要，是否有控温、避光、通风、防潮、防虫、防鼠等措施			

续表

设施设备	5. 药店是否对营业场所的温度进行监测和调控，温湿度是否能够满足产品储存要求			
购进与验收	6. 购进药品是否查验供货单位的《药品生产（经营）许可证》《营业执照》，所购药品的批准证明和检验报告书等相关文件，不得非法渠道采购			
	7. 购进医疗器械是否查验供货单位的《医疗器械生产（经营）许可》或者医疗器械生产的合法证明文件等			
	8. 购进的药品、医疗器械是否进行了进货验收，是否建立真实、完整的验收记录			
储存、陈列与销售	9. 药店是否按要求设置不同产品的经营区域，药品、医疗器械与其他产品等不得混放			

储存、陈列与销售	10. 处方药与非处方药是否分区陈列，是否有处方药、非处方药专用标识；外用药是否与其他药品分开摆放并有明显标识；非处方药是否采用开架自选的方式陈列和销售，处方药是否凭处方销售		
	11. 拆零销售的药品是否有记录并集中陈列于拆零专柜或者专区		
	12. 是否销售疫苗、医疗机构制剂、中药配方颗粒、麻醉药品、第一类精神药品、放射性药品、药品类易制毒化学品、蛋白同化制剂、肽类激素（胰岛素除外）、终止妊娠药品等国家禁止零售的药品；经营范围包括第二类精神药品及特殊药品复方制剂的药店是否设置专柜由专人管理、专册登记		
	13. 中药饮片是否按要求储存，应有防尘、防霉变、防潮、防鼠、防污染等的设备，是否定期清斗，是否有错斗、串斗、生虫、发霉、变质等现象		

储存、陈列 与销售	14. 医疗器械是否按照分类分区要求以及贮存要求分区陈列，类别标签是否清晰，并放置准确		
	15. 是否将需冷藏或阴凉保存药品按要求存放于冷藏柜或阴凉柜，确保温湿度符合要求		
	16. 是否设置"除药品质量原因外，药品一经售出，不得退换"消费提示语；销售药品时是否开具标明药品通用名称、药品上市许可持有人（中药饮片标明生产企业、产地）、产品批号、剂型、规格、销售数量、销售价格、销售日期、销售企业名称等内容的凭证		
产品抽查	17. 在售药品标签上是否有批准文号，进口药品是否有中文标识；在售的医疗器械是否有注册证号或备案号，是否过期、失效，储存的条件是否符合说明书和标签要求		
	18. 药品、医疗器械包装是否完整，是否有变色、开裂、泄露等情形，是否在有效期内		

产品抽查	19. 是否有符合质量管理系统、抽查信息管理系统中药品或医疗器械库存记录是否是否在库数量一致	
不良反应（事件）报告	20. 是否按要求开展药品不良反应或医疗器械不良事件报告	
备注事项：		

排查人员签名：

说明：本表仅供参考，其中购进与验收、产品抽查等排查项目可选择与执法检查人员一同开展。

表 13 药品使用单位风险排查记录表（示例）

单位名称			地址		
负责人		联系电话		排查日期	
排查项目	排查内容			是否符合	问题描述
执业资格	1.《医疗机构执业许可证》或《诊所备案凭证》是否悬挂在醒目位置，且在有效期内，不得无证执业				
人员管理	2. 是否设置药品和医疗器械质量管理机构或者配备质量管理人员				
	3. 是否明确药品、医疗器械采购有专门的部门或人员，其他部门或人员不得自行采购				
	4. 从业人员是否有健康证明				

设施设备	5. 药械储存区域是否清洁卫生，是否与诊疗区有效分开，是否有控温、防潮、避光、通风、防虫、防鼠等措施		
	6. 药械储存区是否有监测和记录储存区域的温湿度		
购进与验收	7. 购进药品是否查验供货单位的《药品生产（经营）许可证》《营业执照》，所购药品的批件和检验报告书等相关文件，不得非法渠道采购		
	8. 购进医疗器械是否查验供货单位的《医疗器械生产（经营）许可》或者医疗器械生产（经营）备案凭证，索取、留存医疗器械的合法证明文件等		
	9. 购进的药品、医疗器械是否进行了进货验收，是否建立真实、完整的验收记录		

储存与使用	10.是否按照有关规定，根据药品、医疗器械属性和类别分库、分区，分类存放，并实行色标管理	
	11.药品、医疗器械与其他产品是否分开存放，中药饮片、中成药、化学药，生物制品应分类存放；过期、变质、被污染等的药品是否放置在不合格库（区）	
	12.是否将需冷藏或阴凉保存药品按要求存放于冷藏柜或阴凉柜，确保温湿度符合要求，医疗器械是否按照产品说明书和标签要求贮存	
	13.麻醉药品、精神药品、医疗用毒性药品、放射性药品、药品类易制毒化学品以及易燃、易爆、强腐蚀等危险性药品是否按照相关规定存放，并采取必要的安全措施	
	14.是否采用柜台开架自选等方式直接向公众销售处方药；是否未经批准使用医疗机构制剂等药品	

产品抽查	15. 查验药品批准文号、生产厂家等包装标签信息，查看药品是否在规定的有效期内	
	16. 查验医疗器械是否标明注册证号或者备案编号，是否过期、失效	
	17. 查看药品、医疗器械包装是否完整、是否字迹不清、变色、开裂、泄露等情形	
	18. 抽查药品、医疗器械库存记录，核对在库数量是否与记录一致	
	19. 中药饮片是否定期清斗、是否有错斗、串斗、生虫、发霉、变质等现象	

不良反应（事件）报告	20.是否按要求开展药品不良反应或医疗器械不良事件报告		
备注事项：			

排查人员签名：

说明：本表仅供参考，其中购进与验收、储存与使用、产品抽查等排查项目可选择与执法检查人员一同开展。

（二）药店和药品使用单位风险排查重点

1. 看证照

查看药店的证照是否齐全并在显著位置悬挂，包括《营业执照》（图49）《药品经营许可证》（图50）《医疗器械经营许可证》（图51）或《第二类医疗器械经营备案凭证》（图52）等。

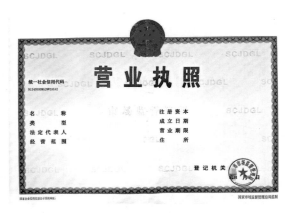

图49　营业执照示例

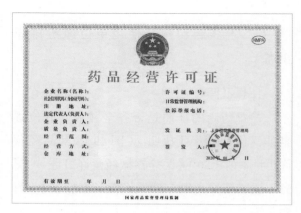

图 50 药品经营许可证示例

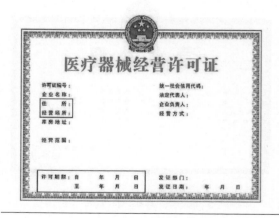

图 51 医疗器械经营许可证示例

第二类医疗器械经营备案凭证

备案编号：

企业名称	
统一社会信用代码	
法定代表人	
企业负责人	
住　所	
经营方式	
经营场所	
库房地址	
经营范围	

备案部门(公章)：

备案日期：

图 52　第二类医疗器械经营备案凭证示例

排查药品使用单位是否取得《医疗机构执业许可证》或《诊所备案凭证》（图 53）；公立医疗机构是否取得《事业单位法人证书》、民营医疗机构是否取得《营业执照》或

《民办非企业单位登记证书》等证明性文件；配制制剂是否取得《医疗机构制剂许可证》。

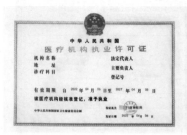 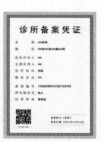

A.医疗机构执业许可证示例　　B.诊所备案凭证示例

图53　药品使用单位资质示例

药店和药品使用单位证照排查，主要核实证照内容是否与实际一致，是否在有效期内，是否涉嫌无证营业。

2.核实人员

查看直接接触药品和医疗器械的有关人员是否每年进行健康体检，患有精神病、传染病、皮肤病等疾病的人员不得从事直接接触药品和医疗器械的工作。健康证明，可以是年度体检报告，也可以是健康证等。

查看药店企业法定代表人或企业负责人是否具备执业药师资格；查看现场执业药师

是否与《执业药师注册证》上人员一致，在岗执业的执业药师是否挂牌明示。从事药品和医疗器械质量管理的人员应当在职在岗。

核实药品使用单位是否设置专门部门或指定专人负责药品质量管理，是否配备适宜的医疗器械质量管理机构或者质量管理人员，是否指定内设机构或者人员统一采购药品、医疗器械，其他机构或者人员不得自行采购。

3. 查看产品

随机抽取产品，查看产品外包装，查验药店和药品使用单位药品的批准文号（未实施审批管理的中药材和中药饮片除外）、医疗器械注册证号或备案号的真实性；查看药品是否过期、医疗器械是否过期或失效；查看药品和医疗器械是否按照标签或说明书上规定的贮存条件（特别是阴凉、冷藏、冷冻等温度要求）储存。

4. 关注产品采购渠道

各地方药品安全协管员、信息员依据属地赋予的职责权限，查看药品和医疗器械采购时是否索证索票，比如供货方盖有公章的营业执照、生产经营许可（备案）证（购进未实施审批管理的中药材除外）、随货同行单、销售人员授权委托书等证明性材料，不得从购货单位购入超出营业范围外的药品、医疗器械。

5. 查看场所

查看药店和药品使用单位储存区域是否配备温湿度调控和监测设备，如空调、冷藏柜（冰箱）、温湿度计等；是否采取避光、防虫、防鼠等措施，如安装窗帘、灭蝇灯、捕鼠笼等；查看是否有定期的温湿度监测记录。一般常温库的温度为10~30℃，阴凉库的温度为不高于20℃，相对湿度为35%~75%之间，冷藏库（或冷柜）的温度为2~10℃。查看药店和药品使用单位的内外环境卫生，是否整洁，存放药品的设备是否保持清洁卫生，药品和医疗器械储存、陈列是否隔墙离地。

查看药店营业场所是否与药品储存、办公、生活辅助等区域分开；储存中药饮片是否设立专用库房；处方药、非处方药是否分区陈列，并有处方药、非处方药专用标识；处方药是否采用开架自选的方式陈列和销售；经营非药品是否设置专区，与药品区域明显隔离，并有醒目标志。不得陈列第二类精神药品、毒性中药品种和罂粟壳。药店如经营第二类精神药品，应当在药品库房中设立独立的专库或者专柜储存第二类精神药品，并建立专用账册，实行专人管理。

查看药品使用单位储存药品和医疗器械是否有与诊疗规模相适应的专用场所（储存库、储存室、专用储存柜等），且与诊疗区域有效分开。查看是否对所使用的药品和医疗器械分类存放，并实行色标管理（一般来说，合格品区为绿色、不合格品区为红色、待验收和退货区为黄色）。药品与非药品分开存放；中药饮片、中成药、化学药、生物制品分类存放；过期、变质、被污染等的药品应当放置在不合格库（区）。如果是各类诊所、卫生所，可以设置药品和医疗器械专用储存柜，并在显著位置注明药品或医疗器械专用字样，专用储存柜为合格药品和医疗器械专用。如有涉及麻醉药品和第一类精神药品的使用单位应当设立专库或者专柜储存麻醉药品和第一类精神药品。专库应当设有防盗设施并安装报警装置，专柜应当使用保险柜，并实行双人双锁管理。应当配备专人负责管理工作，并建立储存麻醉药品和第一类精神药品的专用账册。

（三）药店和药品使用单位风险排查技巧

1. 基于风险的抽样技巧

在风险排查中，对于辖区内众多的药店和药品使用单位，以及所经营、使用的药品或医疗器械，有限的精力和资源往哪里使，这是每个药品安全协管员、信息员所要面对的问题。基于风险信息，选择适宜的抽样技术，会让排查工作事半功倍。

对于被排查单位抽样，可从投诉举报反映的风险信息、媒体舆情反映或曝光的风险信息、在不良反应／不良事件监测工作中发现的风险信息、在监督抽验中发现的风险信息、在信用信息公示中发现的风险信息、药品监管部门通知的风险信息、被排查单位主动报告的风险信息等多渠道获得的风险信息，选择一年内被投诉举报两次及以上、媒体舆情反映问题较多、一年内受过行政处罚、抽检抽验中发现不合格产品、信用信息公示中发现问题较多、监管部门认为需要重点进行风险排查的单位，进行针对性、有重点地排查。

对于药品、医疗器械产品及相关票据的抽样，应对麻醉药品和精神药品等特殊管理药品、高危药品、易混淆药品、储存陈列时间长的药品、近效期药品、有效期短药品、易潮解霉变和避光储存药品、需冷链管理药品、中药饮片以及易违规使用的中药配方颗粒、高风险医疗器械等产品和票据，进行重点排查。

值得注意的是，对于医疗机构的医疗器械的抽样，不同科室巡查的侧重点是不一样的，检验科重点关注使用的体外诊断试剂是否在有效期内，是否按标签标示的温度要求储存，尤其是质控品和校准品是否经注册或者备案；口腔科重点检查定制式义齿是否经过注册，操作台上在用的口腔充填修复材料是否过期；超声诊断室重点检查探头是否更换过，是否有注册证，使用的耦合剂是否过期。特别提醒，检验科检查一定要做好个人防护措施，戴手套，不要接触采集的血液或其他人体分泌物等样本，不接触任何容易刺伤、划伤人体的利器。大型医疗器械的输入电压为 380 伏，高压发生器电压能达到 15 万~30 万伏，不要接近、接触任何电源部分，不建议作为协管员、信息员排查内容。

2. 风险排查前的准备技巧

现场风险排查前一定要制定排查计划，确定排查对象和排查重点内容，查阅排查对象档案，对其地址、经营范围（执业范围）和人员等基本情况有所了解，做到心中有数，现场排查时方能有的放矢，提高问题发现率。

3. 排查中的沟通交流技巧

首先与负责人沟通，做自我介绍，阐明来意，态度要文明，用语要礼貌、有耐心，忌盛气凌人、简单粗暴。其次要多与药品、医疗器械质量管理岗位等直接责任者沟通，通过谈话判断人员工作胜任度及履职情况，要特别关注药品、医疗器械管理中的变更情况，挖掘质量管理中存在的潜在风险。最后，在排查交流过程中，要多听多看，多使用开放性提问，要能排除干扰、引入主题，忌主观臆断，问题没有搞清楚前，不可妄下结论。

4. 排查中现场查验技巧

现场查验，主要是查证照（核对地址和有效期）、查人员（核实人员配备、资质、培训、卫生健康要求）、查储存场所和设施设备（查验存储区域区划、环境和质量保障）、查产品（验证产品的真实性、包装标签的准确性）、查票据（确保药品进销存及调配过程记录凭证合规等）。在票据查验时，如可以重点选取某类药品，从药品购进、验收、储存、养护、销售或调配使用的正向追溯，也可随机抽查某个已销售/使用的药品，从销售、调配使用或拆零记录逆向追溯到药品采购过程，确保来源可查、去向可追。

在现场检查中，做好记录，如有发现较大的质量隐患或疑似违法违规问题，要特别注重对客观存在的事实、人员对本职工作范围内的陈述、相关的文件和记录的名称编号、产品信息等进行记录，特别是确保关键信息正确，如被排查单位名称和地址、被提问的人名及岗位、排查内容、涉及产品名称、批号等，为后续药品监管部门执法提供参考素材。

药品安全信息的收集与上报

（一）药品安全信息收集

协管员、信息员应全面掌握辖区内药店、药品使用单位数量及基本情况，及时收集更新药店、药品使用单位的动态信息，重点加强对药品安全信息的收集。药品安全信息面向的产品范围为药品、医疗器械和化妆品。其安全信息来源主要包括：①日常风险排查工作中发现的问题；②政府部门和监管机构发布或告知的药品安全信息；③医疗机构（医院、诊所等）的用药信息及专业人员（医生、药师、护士）的反馈；④药品安全社情民意收集的信息；⑤媒体和社交网络获取的药品安全信息；⑥药品、医疗器械、化妆品相关企业信息反馈等。

对于获取的本辖区内可能存在的药品安全风险信息进行记录，应填写《药品、医疗器械、化妆品安全信息收集表（示例）》（见表14）。

表 14　药品、医疗器械、化妆品安全信息收集表（示例）

事件名称			
发生地点		发生时间	年　月　日 时　分
涉及单位 或人员			
信息来源			
基本情况：（重点记录产品名称、规格、数量、批号、生产日期、产品厂家、人员伤害等关键信息）			
收集人		收集时间	
联系方式	电话： 手机： 传真：		

（二）隐患排查与上报

对于可能存在的药品安全风险信息，通过走访、核实、调查等方式进行隐患排查，确认属于风险隐患的，上报辖区内药品监管部门处理，并对风险隐患主要内容、排查方式、处理结果等情况逐一进行记录、汇总，填写《药品安全信息隐患排查台账》（表15）。

常见安全风险隐患包括：无证经营；销售假药、劣药；非法渠道购进药品、医疗器械、化妆品；违反药品、医疗器械经营质量管理规范；质量问题；未凭处方销售处方药等。

药品安全信息报送内容和要求：协管员、信息员依据工作职责负责上报辖区内药品、医疗器械、化妆品经营、使用单位底数、违法案件线索、安全事件等日常工作信息。安全信息的报告要遵循实事求是和科学合理的原则，保证信息准确、及时、客观、公正。

表 15　药品安全信息隐患排查台账（示例）

填报单位：			填报日期： 　　　年　月　日	
序号	发现风险隐患主要内容	排查方式	处置结果	备注

常见违法行为查处案例

（一）药品常见违法行为查处案例

1. 未取得药品生产许可证、药品经营许可证或者医疗机构制剂许可证生产、销售药品（无证生产经营）

（1）未经许可生产销售药品

根据线索，某区市场监管局查明，杨某在未取得《药品生产许可证》《药品经营许可证》等相关许可证件情况下，擅自制作声称有"壮腰健肾活血"功效的中药丸70千克，并利用其医生的身份向患者宣称该"中药丸"有"壮腰健肾活血"之功效和对治疗"颈椎病、腰椎病"有治疗作用，擅自向患者销售上述"中药丸"。

该区市场监管局通过与有关单位会商，认为上述"中药丸"的处方无出现配伍冲突的情况、该处方的药品构成无足以危害人体健康的毒性成份；经抽样检验未发现存疑西药成份；经回访部分服用上述"中药丸"的患者，暂无发现不良反应。经与公安机关和检察部门综合研判，该案尚未达到刑事案件移送标准。杨某未经许可擅自生产销售药品的行为，违反了《药品管理法》第四十一条和第五十一条第一款的规定，依照《行政处罚法》第三十二条、《药品管理法》第一百一十五条的规定，2023年7月21日，该区市场监管局依法对杨某作出罚没款合计105万元的行政处罚。

（2）未经许可经营药品

2023年7月，某市场监管局联合公安机关根据其他部门移交线索，对艾某某驾驶的车辆进行现场检查，在后备箱内查获复方地芬诺酯片共500瓶。经查，当事人通过网购等途径购买复方地芬诺酯片2000瓶，并通过微信等途径销售，产品货值金额6.2万元，已销售产品违法所得750元。当事人上述行为违反了《药品管理法》第五十一条第一款规定。2023年9月，该市场监管局依据《药品管理法》第一百一十五条规定，责令当事人停止违法销售药品行为，并处以没收涉案药品、没收违法所得750元、罚款255万元的行政处罚。

（3）无证配制医疗机构制剂

2023年3月，某县市场监管局对某保健院进行监督检查。经查，该医院未取得《医疗机构制剂许可证》，配制并使用"排气汤""六黄汤"等9种中药制剂，货值金额4.92万元。该医院上述行为违反了《药品管理法》第七十四条规定。2023年6月，该县市场监督管理局依据《药品管理法》第一百一十五条、《福建省药品监管行政处罚裁量权适用实施细则（试行）》第十三条第（一）项规定，对该医院处以没收违法所得4.52万元、罚款30万元的行政处罚。

2. 生产、销售、使用假药、劣药

（1）生产、销售假药（非药品冒充药品）

2019年12月起，被告人黄某霖通过网络从广东、江苏等地购买生产设备及药水、空瓶、瓶盖、标签等原材料，雇佣卢某荣、柯某来、章某辉、章某花、林某娟（均另案处理）等人在福建省莆田市使用辣椒油、热感剂等非药品灌装生产假冒黄道益活络油、双飞人药水、无比滴液体，后通过电商平台以明显低于正品的价格销售牟利，销售金额共计639万余元，获利40余万元。2019年12月至2020年5月，被告人柯某云明知被告人黄某霖生产、销售假药，仍与黄某霖共同灌装、贴标、包装黄道益活络油，用自己的身份信息注册网店并负责客服工作，提供自己身份信息注册的支付宝账号用于黄某霖购买原料以及销售假药收款，销售金额共计308万余元。

经当地市场监管局认定，涉案黄道益活络油、双飞人药水、无比滴（港版）、液体无比滴S2a（日版）、液体无比滴婴儿（儿童版）5个涉案产品均为假药。福建省莆田市秀屿区人民法院、莆田市中级人民法院经审理认为，被告人黄某霖、柯某云生产、销售假药，情节特别严重，其行为均已构成生产、销售假药罪。柯某云在与黄某霖的共同犯罪中起次要和辅助作用，系从犯，结合其情节和作用，依法予以减轻处罚。黄某霖、柯某云均认罪认罚。据此，以生产、销售假药罪判处被告人黄某霖有期徒刑十二年，并处罚金人民币一千一百万元；判处被告人柯某云有期徒刑三年，并处罚金人民币五十万元。

（2）销售劣药（过期药品）

2023 年 5 月 12 日，某市市场监管局执法人员在当地工业园区某大药房检查时发现，该药房经营区柜台和货架上摆放有"消糜栓"8 盒，有效截止日期为 2023.04；"炎热清颗粒"6 盒，有效截止日期为 2023 年 01 月；"连花清瘟胶囊"7 盒，有效截止日期为 2022 年 07 月；"骨刺祛痛膏"4 盒，有效截止日期为 2022 年 11 月。以上药品均已超过有效期限。上述药品超过有效期后仍摆放在药品销售区域，该区域无不合格药品标识，当事人不能提供过期药品的下架、停止销售以及由质量管理人员确认和处理不合格药品的相关记录，以上药品超过有效期后未再进行销售，没有产生违法所得。另外，当事人不能说明"连花清瘟胶囊"合法购进渠道。以上 4 种过期药品货值金额共计 1350.00 元。

当事人的行为违反了《药品管理法》有关规定，对其作出警告、没收涉案过期药品、罚款 20 万元的行政处罚。

（3）使用劣药

2022 年，某市场监管局根据其他部门线索通报，对某诊所进行现场检查。经查，该诊所使用未注明产品批号和无任何标示标签的中药饮片，超过保质期的柴胡注射液和氯化钠注射液，外包装标示产品批号、生产日期和有效期信息的部位被撕毁缺失的小儿咳嗽糖浆，该行为违反了《药品管理法》第九十八条第三款第（三）项、第（四）项、第（五）项规定。2023 年 6 月，该市场监管局依据《中华人民共和国药品管理法》第一百一十七条、第一百一十九条等规定，对该诊所处以警告、没收涉案药品、罚款等行政处罚。

3. 非法渠道购进药品

2023 年 4 月 20 日，A 县市场监管局会同 B 市市场监管局到 A 县某药业有限公司进行执法检查，现场发现有一批静注人免疫球蛋白、人血白蛋白及硫酸氢氯吡格雷等药品。当事人现场未能提供购进单据、发票及供应商资质证明。经查，除人血白蛋白被认定为合法购进外，当事人不能提供其余药品的购进单据、发票及供应商资质证明以及购进记录、销售记录。当事人上述行为违反《药品管理法》第五十五条的规定。

2023年8月16日，A县市场监管局依据《药品管理法》第一百二十九条及《行政处罚法》第五条、第二十八条第一款、第三十二条（五）的规定，责令当事人改正违法行为，对当事人作出没收非法渠道购进的药品、罚款13万元的行政处罚。

4. 非法收购、销售医保骗保药品

2017年至2020年12月，被告人杨某鱼为谋取利益，向被告人蔡某、特病病人黄某某等低价收购利用医保骗保购买的百令胶囊、开同复方 α- 酮酸片、尿毒清颗粒等特病药品，后加价出售给某市某医药有限公司的蒋某某。杨某鱼收售药品金额共计2400万余元，非法获利70万元。

2019年11月至2020年12月，被告人蔡某为谋取利益，向特病病人唐某某、赵某、黄某某等十余人低价收购利用医保骗保购买的百令胶囊、开同复方 α- 酮酸片、尿毒清颗粒等特病药品后，加价出售给被告人杨某鱼。蔡某收售药品金额共计900万余元，非法获利20万元。

该市永川区人民法院、该市第五中级人民法院经审理认为，被告人杨某鱼、蔡某明知系利用医保骗保的药品而非法收购、销售，情节严重，其行为均已构成掩饰、隐瞒犯罪所得罪。杨某鱼、蔡某到案后如实供述主要犯罪事实。据此，以掩饰、隐瞒犯罪所得罪，判处被告人杨某鱼有期徒刑六年六个月，并处罚金人民币一百四十万元；判处被告人蔡某有期徒刑五年六个月，并处罚金人民币四十万元。

5. 经营和使用未取得药品批准证明文件的药品

（1）使用未取得药品批准证明文件的进口药品

2022年11月，某区市场监管局对当地某医疗美容诊所进行日常检查。经查，该诊所使用标示韩文及英文的利多卡因局部麻醉膏药，属于未取得药品批准证明文件的进口药品，产品货值金额1450元。该诊所上述行为违反了《药品管理法》第一百二十四条第二款规定。2023年7月，该区市场监督管理局根据《中华人民共和国药品管理法》第一百二十四条第一款第（一）项和第二款规定，对该诊所处以没收涉案药品、罚款50万元的行政处罚。

（2）网络销售未取得药品批准证明文件的药品

2021年4月，某区市场监管局根据群众举报线索对某团外卖平台网店"某便利店"进行检查，发现该店未取得《药品经营许可证》，通过某团外卖平台销售未取得药品批准证明文件的药品"EVE QUICK"，涉案药品货值金额0.53万元。该店上述行为违反了《药品管理法》第二十四条第一款和第五十一条第一款规定。2021年10月，该区市场监管局依据《药品管理法》第一百一十五条和《行政处罚法》第三十二条规定，对该店处以没收违法所得、罚款6万元的行政处罚。

6. 未按规定凭处方销售处方药

2024年3月27日，某县市场监管局执法人员在某药店开展日常检查时，执法人员调取当日的销售记录发现，2024年3月27日

11时17分销售一盒"灰黄霉素片"。"灰黄霉素片"为处方药，陈列在处方药专区，批号为G231101，但该药店现场未能提供该药品的处方笺。当事人未按规定凭处方销售处方药的行为违反了《药品经营和使用质量监督管理办法》第四十二条规定，依据《药品经营和使用质量监督管理办法》七十二条第（一）项规定，对当事人进行5000元罚款的行政处罚。

7. 未按包装标示的温度要求储存药品

2023年9月17日，某市场监管所执法人员在日常检查中发现，某药品零售连锁有限公司某分店在经营场所内，常温条件下放置包装标示温度要求为"置阴凉处，温度不超过20摄氏度"的药品，检查时该药店温度表显示实时温度为25.5摄氏度。经查明，当事人于2023年7月11日收货相关药品后，未按包装标示的保存条件的要求进行存储，该行为违反《药品经营质量管理规范》第八十三条第一款第（一）项的规定。该市场监管所依据《中华人民共和国药品管理法》第一百二十六条第一款的规定，责令当事人改正违法经营行为，给予警告。

8.执业药师不在岗销售处方药

2024 年 3 月 15 日，某市场监管局对辖区内某药店进行现场检查，经执法人员现场询问从业人员、查看当天计算机系统内的销售记录和所售处方药的处方笺，发现该药店在执业药师不在岗的情况下，销售了处方药"小儿消积止咳口服液"1 盒、"氧氟沙星滴眼液"1 盒，销售金额合计 57 元。依据《药品经营和使用质量监督管理办法》规定，执法人员当即对该药店发出责令改正通知书。

（二）医疗器械常见违法行为查处案例

1.未经许可从事第三类医疗器械经营活动

2022 年 7 月 18 日，某市市场监管局执法人员对当地某美容店进行日常监督检查，发现当事人现场货架上摆放多种不同规格型号的 X 品牌软性亲水接触镜（俗称"美瞳"）销售。"美瞳"实为直接接触角膜的装饰性彩色隐形眼镜，按照风险级别，实行第三类医疗器械管理。根据《医疗器械监督管理条例》

规定，从事第三类医疗器械的经营活动，须向市场监管部门申请取得医疗器械经营许可后方可从事相关经营活动，但当事人从事"美瞳"销售，并未取得医疗器械经营许可资质。依据《医疗器械监督管理条例》第八十一条第一款第（三）项的规定，依法没收违法经营的美瞳产品，并处罚款 50000 元。

2021 年 12 月 2 日，某区市场监管局会同该区公安分局对王某辉经营的小卖部进行检查。经查，当事人未经许可经营一次性使用无菌注射器，货值金额共 810 元，违法所得共 92.95 元。当事人未经许可从事第三类医疗器械经营活动，违反了《医疗器械监督管理条例》第四十二条规定，依据《医疗器械监督管理条例》第八十一条第一款第（三）项规定，该区市场监管局责令当事人立即停止违法行为，并处以没收涉案的 647 支一次性使用无菌注射器带针、没收违法所得 92.95 元、罚款 10 万元的行政处罚。

2. 未经许可从事第二类、第三类医疗器械生产活动

2021 年 12 月 28 日，某市市场监管局对

孟某位于当地的一处民宅进行检查，发现当事人涉嫌未经许可从事义齿的生产活动。经查，涉案货值金额540元，违法所得540元。当事人未经许可从事第二类医疗器械生产活动的行为，违反了《医疗器械监督管理条例》（国务院令第739号）第三十二条第一款规定。2022年1月25日，该市市场监管局依据《医疗器械监督管理条例》（国务院令第739号）第八十一条第一款第（二）项规定，责令当事人改正违法行为，并处以没收违法所得540元、罚款10万元的行政处罚。

3. 经营和使用未取得医疗器械注册证的第二类、第三类医疗器械

2023年7月11日，某市市场监管局发布消息，该市市场监管部门根据上级部门通报医疗器械违法线索，对某口腔诊所进行执法检查时，发现其使用的定制式固定义齿和定制式活动义齿为未取得医疗器械注册证的第二类医疗器械，当事人使用未依法注册的医疗器械的行为违反了《医疗器械监督管理条例》第五十五条的规定，依据《医疗器械监督管理条例》第八十六条第（三）项的规定，责令当事人立即改正违法行为，并给予警告和罚款 1 万元的行政处罚。

2022 年 8 月 9 日，某区市场监督管理局对当地某科技有限公司进行检查，发现当事人涉嫌经营未取得医疗器械注册证的第三类医疗器械"808 半导体激光脱毛仪"。经查，涉案货值金额 16000 元，违法所得 8000 元。当事人经营未取得医疗器械注册证的行为违反了《医疗器械监督管理条例》第五十五条规定。该区市场监督管理局依据《医疗器械监督管理条例》第八十一条第一款第（一）项规定，对当事人作出没收涉案产品、没收违法所得 8000 元、罚款 270000 元的行政处罚。

4.经营第二类医疗器械，应当备案但未备案

2024 年 4 月 23 日，某市市场监管局发布消息，据现场检查发现 XX 超市存在未经备案从事第二类医疗器械经营的违法行为。根据《医疗器械监督管理条例》第八十四条第（三）项的规定："经营第二类医疗器械，应当备案但未备案"，现将未备案单位和产品名称公告如下，见表 16。

表 16　未备案单位和产品名称

单位名称	统一社会信用代码	产品名称
XX 超市	92510182MACD7FXXXX	医用透明质酸钠修复贴

法规科普：依据《医疗器械监督管理条例》第八十四条，符合该条第（三）项"经营第二类医疗器械，应当备案但未备案"情形的，"由负责药品监督管理的部门向社会公告单位和产品名称，责令限期改正"之规定，应当向社会公告该公司及所销售产品有关情况。

5. 经营、使用无合格证明文件、过期、失效、淘汰的医疗器械

2023 年 2 月 15 日，某县市场监管局对当事人某妇科医院有限公司进行检查时，发现当事人配药室货柜、化验室等处分别存放有一次性使用静脉留置针（失效日期为 2022 年 10 月 28 日）、凝血酶原时间（PT）测定试剂盒（有效期至 2023 年 1 月 9 日）等过期医疗器械。当事人在诊疗活动中使用过期医疗器

械的行为，违反了《医疗器械监督管理条例》第五十五条的规定。因当事人符合减轻处罚的情形，2023年4月12日，该县市场监管局依据《医疗器械监督管理条例》第八十六条的规定，责令当事人改正违法行为，并对当事人作出没收过期医疗器械、罚款5000元的行政处罚。

6. 第三类医疗器械经营企业擅自变更经营场所、库房地址

2023年8月，A市市场监管局执法人员在当地某医疗器械有限公司检查时发现当事人办公室和仓库已被房东转卖，擅自变更了经营场所和库房地址。经查，当事人属于二类兼三类医疗器械经营企业，自2023年6月起，当事人的经营场所和库房被房东转卖，当事人的实际办公地址在B市，货直接从厂家发往客户。当事人未及时申请变更经营场所和库房地址，直至2023年8月执法人员现场检查时发现现场经营场所和库房已不归当事人使用。

当事人擅自变更了经营场所和库房地址的行为，违反了《医疗器械经营监督管理

办法》第十五条第一款之规定。A 市市场监管局依据《医疗器械经营监督管理办法》第六十六条第一款第（一）项之规定，责令当事人改正违法行为并对其予以罚款。

7. 经营说明书、标签不符合规定的医疗器械

某市市场监管局执法人员对某医药有限公司经营场所进行现场检查时，发现其经营的"维 E 嫩肤甘油 TM 华夏医铭体表给药器"等五种医疗器械，其标签内容与医疗器械备案事项不一致。经核实，上述医疗器械为一类医疗器械，当事人经营上述医疗器械获违法所得为 69.80 元。当事人经营标签内容与备案事项不一致的医疗器械的行为违反了《医疗器械说明书和标签管理规定》第四条第一、二款的规定，市场监管局依据《医疗器械说明书和标签管理规定》第十八条、《医疗器械监督管理条例》第八十八条第（二）项的规定，责令当事人立即改正违法行为，并给予其收违法所得和罚款 1 万元的行政处罚。

（三）化妆品常见违法行为查处案例

1. 经营未经注册的特殊化妆品

2021 年 8 月 19 日，某市市场监管局执法人员对市内某化妆品店进行现场检查，发现该店经营两种染发的特殊化妆品（芯美斯染发膏和金竹堂染发膏）。执法人员通过国家药监局官网查询发现，上述化妆品均未取得特殊化妆品注册证。当事人经营未经注册的特殊化妆品，违反《化妆品监督管理条例》第十七条规定，该市市场监管局依据《化妆品监督管理条例》第五十九条第一款第二项给予该店行政处罚。

2. 经营标签不符合《化妆品监督管理条例》规定的化妆品

（1）进口化妆品无中文标签

2022 年 4 月，某市市场监管局在工业园区某化妆品店进行现场检查，在当事人营业区货架上发现外包装上无中文标签进口化妆品 12 盒。经查，当事人存在经营标签不符合规定的违法行为，违反了《化妆品监督管理条例》第三十五条第二款的规定。该市市场监管局责令当事人立即改正上述违法行为，并作出没收违法经营的化妆品、罚款等行政处罚。

（2）标签内容不符合规定

2022年4月，某市市场监管局执法人员在高新区某美容健康管理中心现场检查，在当事人营业区发现有润白珍珠粉、天然蚕丝蛋白眼贴膜等产品未标注化妆品生产许可证编号等信息。经查，当事人存在经营标签不符合规定的化妆品的行为，违反了《化妆品监督管理条例》第三十六条的规定。该市市场监管局责令当事人立即改正上述违法行为，并作出没收违法经营的化妆品、罚款等行政处罚。

3.经营未备案的进口普通化妆品

某区市场监管局执法人员对某百货店进行日常监督检查，发现当事人经营的3种进口化妆品虽然加贴有中文标签，但是经核查均属于未经备案的普通化妆品，违反《化妆品监督管理条例》第三十八条第一款以及第十七条的规定。

根据《化妆品监督管理条例》第六十二

条第一款第（二）项和第六十一条第一款第（一）项的规定，该区市场监管局责令当事人改正违法行为，并作出以下处罚：警告、没收涉案化妆品、罚款 20000 元。

4.未建立并执行进货查验记录制度

2021 年 3 月 2 日，某区市场监管执法人员对当地某美发店进行执法检查，发现该美发店营业场所货架上陈列的化妆品共 2 个品规 118 盒（瓶），当事人未建立并执行进货查验记录制度。该区市场监管局依据《化妆品监督管理条例》相关规定，依法给予以下行政处罚：警告、罚款 3600 元。

5.未经许可从事化妆品生产

根据群众举报，某县市场监管局前往辖区内某废品回收点的简易钢结构棚内进行突击检查，现场发现当事人在简易钢结构棚内存放有无法提供相关购货凭证的用于生产化妆品的包材、原料、设备，以及一些已生产完成的化妆品成品，且无法提供化妆品生产许可证等资质证件。执法人员现场查获涉案化妆品原料 175 公斤、化妆品成品 53 瓶、4台灌装机、20 箱包装材料。经查，当事人于 2021 年 3 月至 9 月期间，自行采购润肤膏、洗面奶、护手霜、乳液、祛痘膏等桶装化妆品半成品原料，并采购用于封装的化妆品空瓶，在未取得《化妆品生产许可证》等资质证明文件的情况下，在其租赁的简易棚内，通过 4 台灌装机将不同的原料灌入相应的化妆品空瓶内，后通过微信等方式对外销售，货值金额总计约为 11.18 万元，违法所得约为 10.79 万元，执法人员对涉案原料、包装材料、生产设备等物资依法予以扣押。

当事人上述行为违反了《化妆品监督管理条例》第二十七条第一款等相关规定，依据《化妆品监督管理条例》等法律法规，综合考虑当事人违法事实、情节、危害程度等因素，该县市场监管局依法对其作出行政处罚。

6. 生产非法添加可能危害人体健康物质的化妆品

2021 年 9 月，某省药品监督管理局在日常监督检查中发现某化妆品有限公司涉嫌使用非法添加药物成分的原料生产化妆品，立即组织对涉案产品及原料采取风险控制措施，并对该企业立案调查。经查，2021 年 4 月至 8 月期间，该企业受委托生产的米茶润臻米修护乳等 3 批次化妆品均被检出含有药物成分本维莫德。该企业生产非法添加可能危害人体健康物质的化妆品行为，属于《化妆品监督管理条例》第五十九条第（三）项规定的情形。鉴于涉案产品涉及儿童化妆品，违法行为情节严重，应当按照《化妆品监督管理条例》规定从严处罚。2022 年 8 月，该药品监督管理局依法对该企业处以没收违法生产的化妆品，没收违法所得，罚款 12 万元，吊销化妆品生产许可证，10 年内不予办理其提出的化妆品备案或者受理其提出的化妆品行政许可申请的行政处罚；对该企业的法定代表人李某处以罚款 10.8 万元，终身禁止其从事化妆品生产经营活动的行政处罚。

7. 生产销售假冒化妆品

2022 年 7 月，A 省药品监督管理局 B 市检查分局接到群众举报，反映在某音平台上购买的化妆品存在质量问题，怀疑为假冒产品。B 市检查分局立即组织调查，并由 A 省药品监督管理局牵头与 B 市公安局食药环侦支队、A省食品药品监督检验研究院成立联合专案组，坚持追根溯源，推进案件查办。9月，专案组开展收网行动，共抓获犯罪嫌疑人14人，捣毁化妆品制假仓储窝点5处。2023年11月，B市人民法院对主犯钱某某、从犯段某以假冒注册商标罪分别判处有期徒刑三年六个月、一年六个月，并处高额罚金。

8.经营变质、超过使用期限的化妆品

2023年7月，某县市场监管局收到线索移送函，称该县某化妆品店涉嫌经营超过使用期限的化妆品。经查，涉案化妆品店共购进贵颜春活力靓颜霜（限期使用日2022/11/16）20瓶（30g/瓶），自己用了2瓶，销售1瓶（售价为128元/瓶）。当事人经营超过使用期限的化妆品的行为违反了《化妆品监督管理条例》第三十九条的规定，该县市场监管局依法作出没收涉案产品、罚没款1.0128万元的行政处罚。

9.化妆品经营者擅自配制化妆品

（1）在经营场所擅自配制化妆品

某市市场监管综合行政执法支队根据举报，依法对李某经营的生活美容店进行检查，

在其经营场所内发现其自行配制的标签名称为"痘净""1号美肤""浓缩洁肤液"的化妆品68瓶（盒），以及自制的标签36张，执法人员依法对相关产品予以扣押。经查，李某于2021年8月份开始将购进的某品牌的4种原装化妆品，按照一定比例配制成3种化妆品，装入自购容器内并贴上自制标签，当作自己品牌的化妆品进行销售。截至案发，李某擅自配制上述化妆品货值金额总计12194元，违法所得8390元。李某的行为违反了《化妆品监督管理条例》第三十八条第二款的规定，该市市场监督管理局依法对当事人作出行政处罚。

（2）直播销售自行配制化妆品

2022年7月8日，A区市场监管执法大队接到举报称，A区某商贸公司在B区一民租房内通过直播方式，公开销售擅自配制的化妆品，接到举报后A区市场监管执法大队迅速出动，并在B区市场监管局协助调查下，对当事人涉嫌的违法行为进行查处。经查，当事人在直播间内直播销售的配制化妆品使用的原材料，涉及"克丽缇娜""CHLITINA"

品牌化妆品 28 种，并介绍可以根据直播间粉丝描述的肤质情况，现场进行配制，便可达到"私人定制"的美容效果。A 区市场监管局依法扣押涉案物品，并作出相应行政处罚。

后　记

本书由吕兴萍、孙娴、李晶、李晓、张博、张永秉、陈慧、徐汉元、程立、魏丽莎编写。

感谢张宗利等专家在书稿编写过程中给予的指导以及负责了统稿工作。

本书在编写过程中，参考了相关教材、文章等资料，在此一并致谢！在即将付梓之际，感谢各位编者为本书付出的努力！